中国中医科学院中医药信息研究所自主选题科研成果

民国名中医临证教学讲义选粹丛书

恽铁樵临证各科与药学讲义

孟凡红　杨建宇　李莎莎　**主编**

U0206186

中国医药科技出版社

图书在版编目（CIP）数据

恽铁樵临证各科与药学讲义/孟凡红，杨建宇，李莎莎主编．—北京：中国医药科技出版社，2017.5

（民国名中医临证教学讲义选粹丛书）

ISBN 978 – 7 – 5067 – 9057 – 4

Ⅰ.①恽…　Ⅱ.①孟…②杨…③李…　Ⅲ.①中医临床－经验－中国－民国②中药学－临床医学－中国－民国　Ⅳ.①R249.1②R285.6

中国版本图书馆 CIP 数据核字（2017）第 023587 号

美术编辑　陈君杞
版式设计　麦和文化

出版　中国医药科技出版社
地址　北京市海淀区文慧园北路甲 22 号
邮编　100082
电话　发行：010 – 62227427　邮购：010 – 62236938
网址　www. cmstp. com
规格　889 × 1194mm $\frac{1}{32}$
印张　10 $\frac{7}{8}$
字数　169 千字
版次　2017 年 5 月第 1 版
印次　2017 年 5 月第 1 次印刷
印刷　三河市航远印刷有限公司
经销　全国各地新华书店
书号　ISBN 978 – 7 – 5067 – 9057 – 4
定价　**29.00 元**

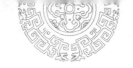

民国名中医临证教学讲义选粹丛书
编委会

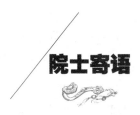

近年来，关于中医药高等教育改革问题的讨论比较多，不但涉及中医药高等教育模式改革问题，而且涉及中医药高等教育教材创新问题。新中国成立以来，自从吕老（原卫生部中医司第一任司长吕炳奎主任中医师）组织编辑我国第一套中医药高等教育教材以来，中医药高等教育教材先后做了一些创新和适度修订。上个世纪80年代，又是在吕老的倡导、指导、组织下，由光明中医函授大学编辑了我国第一套中医药高等教育函授教材。此后，中医药高等教育函授教材和自学教材陆续出版了不少。但是，总体来讲，大家对目前的中医药高等教育教材并不是十分满意，已引起了广泛的关注。因此，中医药高等教育教材的改革创新是目前全国中医药教育的重点研究课题之一。

中国中医科学院和光明中医杂志社等单位的教学和研究人员联合选辑点校民国时期中医教学讲义，是利国利民、振兴中医之举！正当大家努力探索中医药高等教育教材创新之时，选辑点校民国时期中医教学讲义，这是"以史为鉴"之举，是继承创新之必需！这必将对中医药高等教育教材改革有新的启迪。

"创新"是时代的最强音，也是科技界尤其是中医界近来最为关注的"词语"。然而，没有继承的创新，必然是无源之水，无本之木。只有坚持在继承基础上创新，才能求得新的发展，整理出版民国时期中医教学讲义，必将有助于当前中医药高等教育教材的创新和发展。对中医界来讲，这次选辑、点校出版民国时期中医教学讲义，是新中国成立以来的第一次重大创举！是实实在在的在继承基础上的"创新"！

民国时期中医教学讲义有不少，我们这一代有很多老大夫在初学中医时读的就是这些教材（讲义），这些讲义和现代中医药教育教材相比较，最大的特点是——重实用、重经典，但又决不泥古，并且及时把握最新科研成果，把临床病案直接纳入教材，而且学习模式大多是边读书学习，边跟师实践。这次重新校辑这些讲义，不但可以给全国中医药高等教育教材改革提供参考，而且也给全国中医药高校教师提供新的教学参考书，也给中医药院校的在校生及社会自学人员提供新的学习辅导用书。同时，对临床医师有重要的临床指导意义，无疑，也是临床中医师继续教育的参考用书。换言之，民国时期中医教学讲义精选的出版，必会有大量的读者群，必将给中医界提供一套实用的教学和临床参考用书。

这套教材选辑了"铁樵函授医学讲义""承淡安针灸学讲义""秦伯未国医讲义""兰溪中医专门学校讲义"和"伯坛中医专科学校讲义"5部分，当然这并不是民国时期中医教学讲义的全部，但是，这是"精华"，这是见微知著，窥"斑"知"豹"。因此，这次能再版这些讲义教材，实属不易，这是科研人员和出版人员的心血和汗水的结晶！

民国时期中医教学讲义的选辑点校出版，是诸多民国时期讲义第一次从图书馆阁楼书架上走下来，与现代中医学子、广大师生和医务工作者见面，肯定会得到广泛的欢迎和喜爱。我相信，今后会有更多的民国时期中医教学讲义陆续再版。这次开拓创新之举，必将对中医教材改革起到促进作用，对中医学术发展起到推动作用，必将有助于中医药学的再创辉煌！

中国工程院院士

程莘农

2012年5月于北京

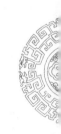

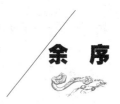

余 序

　　中国中医科学院和光明中医杂志社等单位的相关专家，他们合作纂辑点校了《民国名中医临证教学讲义选粹丛书》，我在展阅后不胜欣悦。此选辑刊行是对以儒学奠基的中华传统医药文化领域一项新的贡献。

　　在中医药学传承、发展的历史长河中，民国时期处于"西学东渐"益趋鲜明、旺盛的岁月。当时全国的中医院校当然不能与新中国成立后相比，但名医名著亦较为昭著、丰富，而医药教学则以"师带徒""父传子女"作为"主旋律"，但在一些较大的城市或某些地区，也创办了若干中医院校。回忆在上世纪三四十年代，我在上海读中小学阶段，市内有中国医学院、新中医医学院、上海中医专科学校、中国医学专修馆等校；在此以前的民国前期，上海有丁甘仁先生主办的"上海中医专门学校"，在当时是卓有影响的中医名校，培育了众多的后继杰出人才，该校前辈们所编撰的教学讲义，惜已流散失传殆尽。先师秦伯未先生是丁甘仁先生的高足，他从事中医教学数十年，早年成立"秦氏同学会"，自编了多种中医教材，传世者几希。现《民国名中医临证教学讲义选粹丛书》的编者们，能从多种渠道探索授求，并予选

1

辑、校释，可谓是对我国优秀传统文化传承的历史性贡献，因为它反映了这段历史时期的中医教学讲义不同于今古的学术内涵和教学风格。

中华人民共和国成立后，中医的临床、教学渐趋正规。1955年，原卫生部组建了中医研究院（现中国中医科学院），组织专家们主编了九种中医教材，江苏省中医进修学校也编纂了多种中医教材。1956年，我国部分地区建立了中医高等院校，在原卫生部中医司首任司长吕炳奎同志的倡导下，组织各院校编写了基础与临床的各科教材，经过多次审订、修改，产生了全国中医高校统一应用的多种教学讲义，并在数十年中多次修订、改版，教学内容趋于系统、全面而丰盈。当然也存在一些不同的看法，但鄙见认为：不同历史时期的中医教学课本内容仍有相互交流、取长补短的学术价值。民国时期的教学讲义，其中的"重经典、重临床"以及部分教材中的中西医学术融会，是其主要学术特色，也是它所展示具有重要参阅价值的学术平台，值得予以深入研究。

我在阅习了《民国名中医临证教学讲义选粹丛书》后，为编者们的精心纂辑和出版社同仁们的慧眼相识通力协作，感触良深，并殊多欣慰，遂漫笔以为序。

中国中医科学院

余瀛鳌

2016年12月

总 前 言

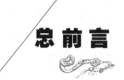

　　民国时期（1911—1949）是中医学发展独特的、多难的时期，然而，由于人为地分类，民国时期的中医典籍未被划到古医籍中，故而不被列入中医古籍整理出版之列。因此，民国时期的许多中医著作一直没能与广大读者见面，尤其是民国时期中医教学讲义。随着许多老前辈、老中医的退休、仙逝，很有可能就被淹没。现在，中医学教学模式、中医学教材的改革被提到当前中医教育改革重要的议事日程，此时此刻，选辑点校整理出版民国时期中医教学讲义，一可填补民国时期中医书籍讲义类出版之空白，二可为当前中医教改和教材编写提供参考、启迪思路。这也是这次选辑民国时期中医教学讲义的意义所在！

　　民国初期，由于当时的北洋政府将中医教育在整个国家教育体系中漏列，导致中医界的奋起抗争，中医界有志之士积极筹办中医学校，以期既成事实，希望当时的政府承认中医教育的合法性。由此，服务于学校面授及函授教育的教材就应运而生了。然而，由于历经国内战乱和抗日战争，再加之印刷技术的局限和信息交通不便，使许多优秀的中医学讲义未能幸存。本次我们收集了恽铁樵全部医学教学讲义、秦伯未国医讲义、承淡安针灸学讲义，以及张山雷和陈伯坛编著的部分中医教材讲义进行点校整理以类汇编，共收讲义39种，按类分为15个分册，以期尽可能地反映当时中医药教学的情况。这些讲义分属中医基础理论、针灸学、内科学、中医经典类、临床类等，还有充分体现衷中参西的内容。

2006年，我们就开始了对民国时期中医药文献的现存状况进行调研，并对文献整理和保护加以研究，提出"民国中医药文献抢救整理的思路及设想"，论文发表于中国科技核心期刊《中国中医药信息杂志》2006年第11期，引起同行专家的关注。在众多医史文献专家的支持、指导、帮助下，我们开始了民国时期中医教学讲义的收集、整理工作。近几年间，由于工作繁忙，收集、点校整理工作在艰难地持续地缓慢进行着，我们始终坚持着，为了中医梦，不抛弃，不放弃！天道酬勤，柳暗花明，我们的工作终于得到中国中医科学院中医药信息研究所领导的重视，使我们更有了干劲，信心更足，从而促成本套丛书得以顺利面世。

本套丛书是中国中医科学院自主选题研究项目"民国中医药教材调研及代表性教材整理研究"（项目编号：ZZ070326）成果之一，在此衷心感谢中国中医科学院中医药信息研究所领导对本项目的支持；感谢众多医史文献、教育、临床专家的悉心指导；感谢全国各地图书馆对我们工作资料收集等方面的帮助。同时，对各位参与丛书点校、整理和研究的工作者的辛勤劳动、无私奉献精神和干劲，表示敬佩和谢意！对中国医药科技出版社的鼎力出版，表示感动、感激和感谢！

最后还是要说明一下，本丛书仅是民国时期优秀中医讲义的"豹斑"而已，还需要我们继续努力，收集、整理、点校、出版更多更好的民国时期名中医教学讲义，以飨读者。毋庸讳言，本丛书中或许存在着这样那样的不足和疏漏，恳请各位专家、同仁、广大读者批评指正，以求修订和完善！为了实现美好的中医梦而共同努力！共同进步！

《恽铁樵临证基础讲义》

  《脉学讲义》

  《十二经穴病候摄要》

  《医学入门》

  《病理概论》

  《病理各论》

  《神经系病理治要》

《恽铁樵医学史讲义》

  《医学史》

  《医家常识》

《恽铁樵内经讲义》

  《内经讲义》

  《群经见智录》

  《课艺选刊》

  《答问汇编》

《恽铁樵伤寒论讲义》（上）

  《伤寒论讲义》

《恽铁樵伤寒论讲义》（下）

  《伤寒广要》

《恽铁樵金匮要略讲义》

  《金匮要略辑义》

  《金匮翼方选按》

  《金匮方论》

《恽铁樵温病讲义》

  《温病明理》

  《热病讲义》

    附：《热病简明治法》

  《章太炎先生霍乱论》

  《霍乱新论》

  《梅疮见垣录》

《恽铁樵临证各科与药学讲义》

  《杂病讲义》

  《妇科大略》

  《幼科讲义》

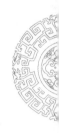

《药物学讲义》 　　　　　《妇科学讲义》
《验方新按》 　　　　　　《幼科讲义》
《恽铁樵临证医案讲义》 　**《张山雷脉学讲义》**
《药盦医案》 　　　　　　《脉学正义》
《临证笔记》 　　　　　**《张山雷中风讲义》**
《秦伯未国医基础讲义》 　《中风斠诠》
《生理学讲义》 　　　　**《陈伯坛金匮要略讲义》**
《诊断学讲义》 　　　　　《读过金匮论》
《药物学讲义》 　　　**《承淡安中国针灸学讲义》**
《秦伯未国医临证讲义》 　《中国针灸学讲义》
《内科学讲义》

编者

2016 年 12 月

于北京·中国中医科学院

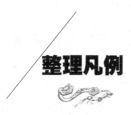

整理凡例

一、原书系繁体字本，今统一使用简体字；通假字或异体字径改，如"藏府"一律改为"脏腑"，"纤微"均改为"纤维"。

二、原书系竖排本，现易为横排本，依照惯例，书中的"右"或"左"字，径改为"上"或"下"字，不出注。

三、正文按内容分段，并按现代汉语规范进行标点断句。

四、本书以点校为主，凡书中明显刊刻错误，予以径改，不出注。如：本与末，已与己，岐与歧，大与太，佗与陀，臀与臂，隔与膈，温与湿，热与熟，炮与泡，等等。对个别疑难字词酌加注释。校注及注释均采用页下注形式。

五、原底本中的双行小字，今统一改为单行，字号较正文小一号。

六、原书中的医学名词，有与现代不一致处，仍依其旧，保留原貌。如白血球、阿司匹灵等。

七、原书药名错误径改，不出注。如芫花（误为"莞花"），辛夷（误为"辛荑"），蒺藜（误为"夕利"）等。

八、原文所提及的书名一律加书名号。书名为简称时，为保持原貌，不作改动。个别比较生僻、容易产生歧义的加注说明。

九、为方便读者查阅，原书有目录的照录，补上序号；原目录与正文不一致者，则依照正文改正；原书无目录的，依据正文补上序号和目录。

十、书中的一些观点与提法，有的带有明显的时代局限性，但为保持原著的完整性，本次均不作删改，希望读者研读时有分析地加以取舍。

十一、本丛书的整理和点校严格按照古籍整理原则进行，尊重历史，忠实原著，除上述说明外，凡改动之处，均出注说明。

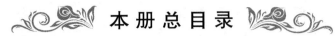 **本 册 总 目 录**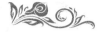

杂 病 讲 义

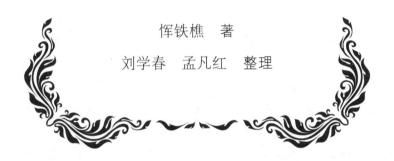

恽铁樵　著

刘学春　孟凡红　整理

内 容 提 要

恽铁樵（1878—1935），名树珏，字铁樵，别号冷风、焦木、黄山，江苏省武进人，是近代具有创新思想的著名中医学家。早年从事编译工作，后弃文业医，从事内科、儿科，对儿科尤为擅长，致力于理论、临床研究和人才培养。1925 年在上海创办了"铁樵中医函授学校"，1933 年复办铁樵函授医学事务所，受业者千余人。著有《群经见智录》等 24 部医学著作，有独特新见，竭力主张西为中用，是中国中西医汇通派代表医家，对中医学术的发展有一定影响。

作为"铁樵函授中医学校"培训教材之一，本书以医案形式，阐释中医经典理论，兼融西医之生理病理。共分 5 期：中风（第一期）、痨病（第二期）、虚损劳瘵（第三、四期）和鼓胀（第五期）等疾病的诊治，强调以上诸证为中医治疗的优势病种，并附有诸家论述及验方。该书内容被收录于《药盦医学丛书》中，并题名为《风劳臌病论》，内容略有删减。

该书是研究中医医案、中西医汇通的专著，具有较高的学术价值和文献价值，为中医爱好者、中医理论研究者和临床医生提供了珍贵的资料。

此次点校整理以 1924 年函授中医学校铅印本为底本。

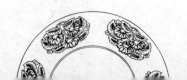

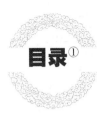

目录①

① 原书没有目录，为了便于查阅，整理者增加了此目录。

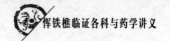
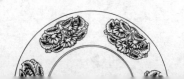

第一期

中 风[①]

风劳鼓格为四大症，无论中西，治之不能十全。就中风与劳为尤多而难治。劳病、鼓胀、中风，均有多种。风病散见于本讲义者，已可略见一斑。然就吾经验所得，尚有不能已于言者。兹就古人所说，去其真确错误者，存其怀疑待考者，更合之吾所自得者，录之以稔读者。学理稍深之处，未能言其所以然，且随所记忆，信笔直书，既不详备，亦无次序，殊嫌不成片段。然居今日而言新医学，本是大辂椎轮，存吾说以为先河，亦自略有价值，吾固不以寒俭而自恧也。

古人不知中风之病理，仅就病状推测，发为种种议论。今日为时医所习知，而犹祖述其说者。曰："东垣主虚，河间主火，丹溪主痰。"自余明清医家，大都调和其说以为说，无有于三说之外别有建树者。详东垣所以主虚，因中风之病必三十五、四十以后，

_____

① 中风：原无，据文义与体例补。

5

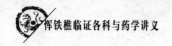

其五十以后者尤多。若三十五以前罕有病中风者，然则以理推之，谓此病由虚而得，固未尝不可。丹溪主痰，则因中风之病，什九皆肥人，中风之病症，什九皆见顽痰为梗，故毅然以痰为说。河间主火者，既患偏中，神经不能调节血行，血中碳氧失其平衡，酸素自燃，而见血色殷红，急予大剂甘凉之药，其热象可以应手而减，是就药效以求病因，主火不为臆说也。三家对于中风之病，议论夥多，后世本此三说以为书，无虑汗牛充栋。其实三说之精义，不过如我所言。此外无非阴阳五行，引几句《内经》笼统说法，作势翻腾，阅之令人头脑作胀而已。

虚何以不为他病，而为中风？火为中风后一种病状。痰实因既中之后，体工起变化而有痰，非因有痰而中风。例如，咳嗽有痰，甚多不必见半身不遂症状，是此中必有他种原因。痰火虚三说，未为圆满，甚属显明，而祖述三家者迄未措意何也。

读吾讲义者，皆知中风之为病是知微神经断绝之故。因所断绝者，为司运动之神经，故肢体不仁而知识无恙。（而西医则语："血管爆裂"。按：纤维神经断与血管爆裂不能混为一谈。血管爆裂者，谓血管管壁破裂也。凡血管，皆有神经绕之。谓血管破裂，其纤维神经自无不断，其说近是。然中风之轻者，治之得法，可以恢复如常人，岂血管已裂者，能自再生乎？愚则以为："凡中风之轻者，治之可愈，乃其神经元未断绝，不过纯麻。凡断之先一步必为纯麻，为变鞭。用风药使神经弛缓，硬者得柔。已纯麻者，遂能自恢复，故可愈。"似较血管破裂说为长。抑血管破裂说是否，仅为非医家言之，取其容易了解，余未尝学问，无从臆度。）若问何以神经有断绝之患，则吾亦将归咎于"虚"。不过此"虚"字，颇耐人寻味，既不能谓之血虚，亦不能谓之气虚，直是细胞崩坏，内分泌失职之故。何以知是细胞崩坏，内分泌失职？此非可以空言说明者，请证之事实。余所治中风大症颇多，论成绩，大约十愈其七。因吾能治此病，此病之来者乃愈多，吾亦因之得尽见此病之变化，今详述之如下：

民十，家眉卿先生邀治其老姨太太，其时为端午黄昏。病者年五十余，因食角黍卒然不省人事，眼闭口开，舌缩手纵而遗尿，脉尚起落分明。余用苏合香丸一粒，和开水灌之，尚能咽。须臾，更以多量淡盐汤予之，遂得吐。吐两次，而口闭目张，手亦微握，乃以胆星、竹沥、羌、独、秦艽煎汤，化大活络丹一粒，灌之，当时亦无所谓好歹，能进药而已。明日再诊，颇见热象，乃于前方中加杭菊、钩尖、鲜生地、天冬，药后目能视，右手能动，惟不能言，仍见热象，乃加重诸凉药，竹沥自一两加至二两，鲜生地从五钱加至一两，如是者七八日，病人知识，颇见恢复，能寻觅其最关心之储藏首饰小箱。侍婢以箱进，渠更摸索贴身所佩之锁钥，既得钥，始安心熟寐，惟仍不能

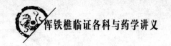

言。余见其热象虽减，舌色则糙，乃用鲜生地四两，天冬四两，捣汁，文火收膏，和前药予服。其大活络丹则改用回天再造丸，每日一剂，连进三五剂，舌转润，而神色较好，亦能进食。惟总不能言，然其舌伸缩自如。自中风日起，两星期，始有大便。衡量病情，药实中肯，乃不复更张，不过分量略有增损。直至六月六日，侍妪进菜粥，病人啜之，忽曰："咸。"从此便能言而活甚多久，入眠食皆如常，惟左手足拘挛日甚，如是五年，至去年腊月旧病复发，进前药无效而殁。五年之中，曾有三五次小感冒，其脉悉与常人同，用药亦与寻常感冒同。其不遂之半身，肌肤爪甲，均不变色，惟四指皆拘挛。知识方面，亦无异征。

余有族叔祖母，六十九而中风。病状与普通中风略同，惟既中之后半个月，病势已渐定，忽患脚肿，其肿之原因，为误食碱水面食，余以龟龄集疗之，尽龟集六钱而肿退。通常治此病，以增多血中液体，使不发热为主，故鲜生地、钩尖、菊花，乃重要副药。惟此病不用甘凉，而用温补，乃例外者。

敝邑，某绅，讳其名，年五十左右，患病多年不愈。去年延诊其病状，颊车唇吻喉舌不能动，食物须流质，灌入口中，听其自下。居恒以巾围项间及胸前，涎唾溶溶下，以唇舌皆不能动之故。目光直视，眼球亦不能动。健忘，手足与寻常人略同，惟异常衰弱而已。凡诊三次，第二次往诊，病人方与其眷属作叶子戏，可见局部虽病，知觉情感仍在。病家谓："我病已八年，前后历医生无数，西医谓是脑病，中医谓是奇病，大约与少壮时色欲斫丧有关。"示我旧方数十纸，略一翻检，都不中肯。按此病亦中风也，其所断绝者，为颜面及舌咽运动神经，故眼皮类辅之肌肉均不能动，喉舌眼球亦不能动，其病灶当在神经索，或中枢神经为病，决非末梢神经为病，故西医谓是脑病。中医奇病之说，固属不识病，然谓与色欲斫丧有关，则甚真确。此不须解释，仅将多数病者比类而观，便显然可见。其说详后。

族叔祖母四太太，乙丑年年六十四，患中风，初起口眼喎斜，左半身不遂，不能言其病状，不过普通中风症状。初延余治。第一日，脉带数而硬，经予以大剂甘凉，及回天丸，佐以风痰药。二日夜后，脉顿软缓。余知有希望，语其家人曰："是虽不能言，然病势顿趋缓和，可以静待开口。翌日，忽延西医康科，则因献殷勤者太多，病家自己慌乱无主张。康科见病势缓和，声言能治。病家自不免贵耳贱目，以为外国博士，自较自家人为优。余亦无从争执，遂决计延康治，惟仍一日两次延余诊脉。余乃悉心静气，详觇病候，以外国博士之成绩，与余向来治此病之成绩，一相比较。病之第三日，即康科接手诊治之第一日，病情色脉，无甚出入，不进亦不退。第二日之下午，脉微数，爪下及口唇，均作殷红色，此为阴液渐涸，酸

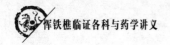

素自燃，病入危境之最初一步也。病家问何如，余曰："就色脉论，实为病进。"旋康科来诊已，病家问："何如？"康曰："药效尚未著，病无出入。"第三日，即得病之第五日，上下午色脉均与前一日同，德医循例诊脉去，未有何说。病家问余，余曰："以今日与昨日较，可谓维持现状；以昨日与前日较，则病进而色弊。以理衡之，此现状恐不能维持，明日其有变乎！"病家大恐，家四叔祖欲舍康科而就余，余曰："此不能矣。余仅凭色脉言耳！若举棋不定，必促其生而无益。"第四日，即得病之第六日，上午脉益硬，口角见白沫，呼气从口出，一目闭，一目微张，强启其眼帘视之，黑珠皆斜。余知病已无望。须臾，医来诊已，病家问："何如？"康言："病增重。"且言所以增重之故。因此病不能断饮料，看护人不知，常予水饮，故病变。余固心知其故，彼所言常予水饮，即所以保存血中液体，不使酸素燃烧之谓。然何以不用盐水针，使血液稀薄，以事挽救？岂康此时已知其无益，故不为邪，若仅不断水饮，则其法不为健全，远不如中法用大剂甘凉。是日下午，病状益劣，病者之手，频频自举，为不随意之机械动作，口中白沫愈多，目光已如鱼目。如是者又一昼夜，乃逝。

去年八月中，有一男子，年三十余，来门诊。其病为舌颤，舌本掉运不灵，语言不清，他无所苦。据云："患此已数月，服药无效。"余以回天丸治之，凡来三次，服丸七八粒，病愈八九。此盖舌面神经钝麻为病，亦中风之类也。

中风之病，每月皆遇之，多乃不胜记忆。上述各节，取足以说明病理，故不及其他。

上第一案，为中风之正轨，如此者最多。古人谓：舌缩为心绝，遗尿为肾绝，不可治。观此可证其说之非，但亦有说大约得病即治，可以免除危险。若经过六点钟，乃至十点钟不与药则危，予药而不当亦危。因可治之，病机已逸也。然则此，六点钟可名为可治期。初中之时，其病猝然而来者；未病之时，神经未断，神经之断，乃俄顷间事，故病猝然而作。神经之断，体工不及救济，脏气则乱，其病灶在脑，则与各种神经皆生连带关系。视神经床与各种神经连带关系为直接的，故病者眼必斜。舌咽神经受间接影响，则舌缩。此病有男子阳缩，妇人乳缩者，则其病之发源地，恒在肝脏。因肝与脑与腺，双方有密切关系，他脏不如是也。若食中者，多半由饱食而起，则胃神经紧张为之病源。但所断者，决不是胃神经。大约胃神经虽紧张不致于断，而胃神经之紧张却能为运动神经断绝之诱因。此中之因缘若何，不得而知。因神经断绝，影响极大。首当其冲者，为心与肺。肺气窒塞，各毛细管分泌多量之液体，以事救济则为痰涎。血液既变为痰涎，吸入之空气复少，酸素不足供应。本体贮藏者，乃自燃以为救济，则见舌绛唇殷，口中液涸

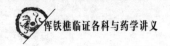

之火象。此所以痰火两种见证也。大约初一步猝然不能言，继一步，喉间有痰涎壅塞，后一步，唇殿舌燥。既至唇殿舌燥，则可治之病机已逸，多不救矣。故治此病，最正当之法：第一步，吐其所食，使腑气先通，不能为梗。第二步，弛缓神经，兼用除痰清热之药。第三步，用甘凉稀血，使不至于化火。如此维持至一星期以上，脏气之乱者，乃渐自恢复，而局势徐定。此一星期，可名之为中风之危险时期，过此始无生命之忧，调理得法，乃渐就平复，饮食起居如常。惟不遂之半身，无论如何不能恢复，则断者不致复续也。此病得最正当之治法，可以贞疾延年。惟贞疾延年，亦有限制，大约不出五年。此则因人之秉于天者，不过如此。既病之后，当然不能为无限期之延长。其有例外，延至九年者，则天事人事有特殊之关系使然，不可据为定例矣。

上第二案，为中风之险症，因年事较高故也。脚肿为虚，碱水面食，不过诱因。脾胃无权气，不能摄。龟集是太原出品秘方，其中何药不可知，惟知其性温补肾，能治妇人血亏气弱、照例、虚肿、助其正气。气能摄则肿自退，此为中风病范围以外之事。此病愈后，迄今已八年。古稀高年，贞疾延喘至如此之久，即吾所谓例外者也。

上第三案，病人年龄不过五十余，据其家人自言，斫丧过当，则其人之多欲，已不待言。凡多欲之人，无不早衰。而早衰之见症，大多数见风病。其首先败坏者，必为腺体与神经，故吾谓："中风之真因，为细胞崩坏，内分泌失职。"至于何故？断颜面、舌咽神经，而不断四肢运动神经，则其理不可晓矣。

上第四案，乃失治证。可以证明可治时期与危险时期，两时期定名之真确。至初中时，仅不省人事，必经过三数日失治，而后起不随意筋动作，此亦大可注意之一要点。其理由如何，将来总有证明之机会也。

上第五案，乃舌咽神经钝麻为病，因尚未断绝，故可以治之使愈。然三五年后必再发，此亦历验不爽者。再发则断，故医者皆谓中风。第一次可治，第二次难治，第三次不治。其实苟初次中风即神经断绝者，初次即难治。若复用药不当，或治之太晚，可治时期已过，第一次即不治耳。

前年江浙战争时，有苏州彭姓，避难来申。延诊，其人年可五十余，其病为两脚不仁，不能行走。询悉旧有此病，此次剧发，余用回天丸、天麻、虎骨等愈。迨战大定返里时，躬自来谢，则步履如常人。此亦内风为病，然不过是风痹，并无中风，故能治之全愈。鄙意："凡半身不遂，或颊车舌咽不能动者，乃中枢神经为病。若痹症，不过末梢神经钝麻，当如此分别，较为真确。"古人名一中即死者为真中，半身不遂者为类中。《千金》以暗不能言者，为风痱。半身不遂，口眼㖞斜者，为风懿。《内经》以风寒湿三气，分行

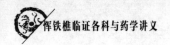
痹、着痹、痛痹。此种种名词，颇嫌未能划一，似当参考西国生理病理，重定名词，乃为妥当。例如，着痹乃深在感觉神经钝麻，死肌乃浅在感觉神经钝麻。历节痛风新陈代谢病，不得一例以风为名也。

第二期

痨 病

痨病殆无有不咳者，旧说分五痨七伤。所谓五痨者，谓五脏皆有痨也。肺痨固咳，肝肾心脾之痨亦咳。故痨字所包含之意义，甚为广泛。精密言之，痨病云者，乃病至某程度之谓，不可认为一种病名。若病名则必于痨字之上，更加一限制词乃得，如"童痨""蓐痨"是也。

因痨病无有不咳，故通常以西医籍之肺病，当中国之痨病，然其中纠纷殊甚。西医籍中肺病自肺病，肾病自肾病。中医籍中言痨病，多数肺肾并为一谈。又童子发育障碍，多半属腺病，中国则谓之先天不足，概名为童痨。又如吐血，肺部血管破裂，本是肺病，而中国就病症定名，有肝血、胃血、脾血、肾血之不同，转不名为痨病，必待初期症状已过，见潮热掌热，然后谓之痨病。诸如此类，不胜屈指，若欲一一比附，为之纠正，无论学力有所未逮，抑亦治丝而棼，断无良好之结果。所以然之故，西国以病灶言，中国以病

15

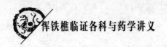

之形能言也。

以五行说病，既不合生理病理，亦为近顷科学所不许。然痨病各脏之交互关系，有时用五行为说，精到有不可思议者。（桐江有袁君者，对于五行别具学理，鄙人多所未达，故未采其说。兹将来函附于本篇之末，以备学者参考。）是古人之说，有未可尽删者在。又肺病西国无治法，其由他种病转属而成肺病者，西医亦未有若何成绩可言。而吾国对于痨病，自成一种学说。古人如葛可久、李士材，均以擅场得名。即晚近时医，亦间有能愈重症者，是吾侪于此，不可不潜心探讨也。兹用《尊生方》为蓝本，更采明清诸家之说，以附之，略加注释之外，不复赘鄙说，因夫有如许经验故也。于所不知，付之盖阙，大雅宏达，或无讥焉。

虚损痨瘵

虚损痨瘵，真元病也。虚者，气血之虚。损者，脏腑之损，久虚致损，脏腑皆有损。肺伤气，毛槁皮焦。损心伤神，血脉不荣。损肝伤筋，筋缓不收。损肾伤精，骨髓消减。损脾伤仓廪，饮食不为肌肤。

五脏虽分五脏，所藏无非精气。其所以致损者有四：曰气虚，曰血虚，曰阳虚，曰阴虚。阳气阴血，精又为血之本，不离气血，不外水火。水火得其正，则为精为气，失其正则为寒为热。（**铁按**：此两语，稍嫌笼统。吾人既知寒热是荣卫方面事，精是无管腺内分泌方面事。呼吸之气在肺，营养躯体阳和之气生于精血，则古人所言，无在不可理会。且较古人所知者，为清楚也。）此虚损之大概，而气血阴阳，各有专主，认得真确，方可施治。气虚者，脾肺二经虚也。或饮食，或劳倦，气衰火旺，四肢困热，无气以动，懒于言语，动作喘乏，自汗心烦，必温补中气。（**铁按**：气衰火旺，为荣不足，四肢为脾之领域，呼吸为肺之职司。自汗心烦属心，亦营血方面事。原注云：宜补中益气汤。）血虚者，心肝二经虚也，吐血泻血，女人产后，或崩漏，或诸血失道妄行，眼花头晕，渐至吐血不止，或干血痨。（以干血痨与吐血并列，是泛论血不归经，故云心肝二经虚。原注云：宜四物汤、当归补血汤。）而阳虚、阴虚，又皆属肾。阳虚者，肾中真阳虚也。真阳即真火，审是火虚，右尺必弱，只宜大补元阳，亦不可伤阴气，忌凉润，恐补阴邪也。尤忌辛散，恐伤阴气也。惟喜甘温益火之品，补阳以配阴，沉阴自敛，阴从乎阳矣。所谓"益火之原，以消阴翳也"（宜附桂八味丸）。阴虚者，肾中真阴虚也。真阴即肾水，审是水虚，脉必细数，只宜大补真阴，亦不可伐阳气，忌辛燥，恐助阳邪也。尤忌苦寒，恐伐元阳也。惟喜纯甘壮水之剂，补阴以配阳虚，火自降

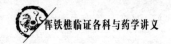

而阳归于阴矣。所谓"壮水之主，以镇阳光也"（宜六味丸加杞水、鱼膘）。而二者之为病，亦各有异。阳虚所生病为热痨，口干，咽痛，舌疮，涕唾稠黏，手足心热，大便燥，小便赤，至咽疮失音，或尪羸，阳不举，脉细无根，脉数不伦，渐已成瘵而难救（宜逍遥散、坎离既济丸）。阴虚所生病为虚劳，吐痰白色，胃逆不思饮食，恶食，食不化，遗浊，便溏泄，至泄不已，神瘁肉削，渐已成瘵而难救（宜人参养荣汤、三白广生汤）。二病之源，皆由劳心好色，以致真阳衰败，邪火盛炽，真阴亏损，虚火炎烁。由是火蒸于上，则为咳血、为潮热。火动于下，则为精浊、为泄泻，诸症蠭起矣。（**铁按：**阳虚非寒，观所列症状，均属热象，故云"热痨。"口干咽痛，其津必枯，所谓肾阳不能上承，而为津液也。舌疮，涕吐稠黏者，即是反应起救济之证。盖津液之涸，因吐腺分泌失职，他种机体勉强起而救济，但能兴奋，不能得液体，则干裂而为疮疡。舌膜最薄，故疮先见于舌。涕吐稠黏者，并非津液，疑是肺部细胞崩坏。失音，则喉头腺体坏。阳不举，则生殖腺坏。本是阳虚则寒，此反见热象者，乃真寒假热，故补阳配阴。益火之源，可以消阴翳。然惟浅者可治，深者不可治，是当见机于早图之于豫。至于阴虚本生内热，而肺肾病虚劳证之阴虚，是水不能涵火。阳者，亲上，热在上，斯寒在下，故上见煎厥之白痰，而下见便溏之假寒，此最难治。又病至于此，阴阳虚往往互见，不截然分明也。）然病之原，虽属阴阳之虚，而其症必各见于一经。就其症之所见，以审知为何经，而因以辨乎阴阳之所属，然后可与疗治。何以言之？如现患精浊，又见胫酸，腰背拘急，知其病在肾也（宜菟丝子丸、补中地黄丸）。现患喘咳嗽血，又兼皮枯、鼻塞、声重，知其病在肺也（宜保和汤）。现患咯血多汗，又兼惊惕口舌疮，知其病在心也（宜圣愈汤）。现患梦遗，又见胁痛善怒项强，知其病在肝也（宜补肝汤、柴胡疏肝散）。现患溏泄，又患腹痛，痞块，饮食无味，四肢倦怠，知其病在脾也（宜调中益气汤）。此皆由阴阳之虚，以致病成于五脏者也。

古人云："阳生则阴长。"又云："血脱者补气。"实以气药，有行血之功。血药，无益气之理。（铁按：此两语颇扼要。凡治病皆利用体工之自然反应，药物非能于体内本无者，加以辅益，近顷西国发明之血清，是增加体内抗毒素以杀微菌。此法既行，而向来不为人害之微菌亦能杀人。所以然之故。因既用人力以增加体中之抗毒素，而本有之抗毒机能，即因而退化，而微菌害人之势，反于无形中增加。又如近顷之生殖灵亦与此同一流弊，以人力加增内分泌，而本有之内分泌机能即退化也。又如，返老还童术之割换生殖腺，生殖机能亢进，他部分不能与之协调，则成尾大不掉之局。今割腺术之利，尚未大著，害亦未大著。然以理衡之，他日必能征实吾言。此以人力增益

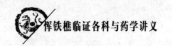

体工，总非医学上乘。"气药有行血之功，血药无益气之理"两语，殊耐人寻味。）又况血药滞腻，非痰多食少者所宜。血药清润，久久用必多泄滑之患乎！

阴虚火动，内热烁金，必致损肺。虚热内炽，多服寒凉，必致损脾。补脾必碍肺，须知燥热能食而不泄者，急当润肺，兼补脾（宜滋阴清化丸加白术、建莲）。若虚羸食少而肠滑者，虽喘嗽不宁，但当补脾，而清润宜戒。以土能生金，金不能培土，故补脾尤要也。又如脾肾两虚，法宜兼补，但甘寒补肾，不利于脾，辛温快脾，益伤于肾，即两者而衡之。土能生金，金为水母，即肾虚宜补，当更扶脾，即欲健脾，不忘养肾。（原注云：或滋肾而佐以沉、术、砂、莲，或快脾而佐以菟丝、五味。**铁按**：脾胃健，则肺之弱者亦渐强，此为培土生金。肺虚咳嗽，服参颇效，是其证也。凡天冬、麦冬、杏仁、桑叶、桔梗等润肺药，无不滑肠，故大便溏泄者，病肺清肺，皆有窒碍，是生金不能培土也。又色欲过度者气喘，是肾病者其肺必病。凡事武术锻炼躯体，其强弱之差，全在肺量，而欲肺量增加，第一要义，即在保肾。是就消极积极两方观之，肺肾关系甚为显明，故古人谓"乙癸同源。"又患吐血肺痨，至末期辄纵欲无度，以至于死，此即水不涵火之故。肾中真阳外越而然，是之谓"金为水母"，此皆古人潜心体会而得，验之事实而信，且历千百万人而不爽。虽以五行生克为说，迥非算命先生无稽之谈可比，且此等处，实为现今医化学所不能窥见之事，故当存而不删，以待后贤之探讨也。）

经曰："阳虚生外寒，阴虚生内热；阳盛生外热，阴盛生内寒。"而寒与热，二者常相因。而热为甚，故治之者，必以热为凭，而寒为验。盖痨病必发热，其发热之由不一，有气虚热，必兼少气自汗，体倦心烦（宜八珍加减）。有血虚热，必兼燥渴，睡卧不安（宜圣愈汤、人中白丸）。有往来潮热，必兼自汗，食少，膝软，骨筋疼（宜参苓建中汤）。有骨蒸热，必兼肌瘦，舌红，颊赤（宜鳖甲散、河车丸、二仙胶）。有五心热，必兼体疼，口干，颊赤，发热（宜逍遥散、十全大补汤）。有遍体发热，必兼瘦削，神困（宜十四味建中汤）。有病久结痰成积，腹胁常热，惟头面手足于寅卯时乍凉（宜六君子汤送滚痰丸，加姜汁、竹沥尤妙）。此热之见于身体显而可验者也。（铁按：凡外感发热，乃体温集表而热。内伤发热，血中液少，酸素自燃，其一也。内分泌失职，津液枯涸，其二也。荣衰失润，毛细管及细胞非常兴奋，其三也。水不涵火，髓中磷质自燃，其四也。凡此皆虚痨发热，病深而难治。迥然与外感不同。此处各种发热之下，赘以兼证，即所以示人内伤热与感热之区别法。）

若五脏之热，尤不可不审。大约肺热，轻手即得，略重全无，肺主皮毛也。日西尤甚，必兼喘咳，

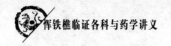

洒泄善嚏，善悲，缺盆痛，胸中及肩臂皆痛，脐右胀痛，小便数，皮肤痛及麻木。（宜茯苓、麦冬、五味子、山药、紫菀、百合以补之，桑皮、葶苈、枳壳、苏子以泻之，干姜、豆蔻、木香、款冬花以温之，知母、贝母、沙参、元参、山栀、黄芩、花粉、兜铃以凉之。**铁按：**温凉补泻，教人斟酌所宜，随证施治，非谓可并用也。）心热，微按之，皮毛之下，肌肉之上乃得，心主血脉也。日中尤甚，必兼烦心，掌热，而呕，善笑，善忘，善惊，不寐，筑筑然动，舌破，消渴，口苦，心胸间汗。（宜丹参、龙眼、茯神、归身、麦冬、山药以补之，黄连以泻之，菖蒲、益智以温之，竹叶、犀角、连翘、朱砂、牛黄、天冬以凉之。）脾热，轻重按俱不得，热在不轻不重间，脾主肌肉也。夜尤甚，必兼怠惰，嗜卧，四肢不收，无气以动，泄泻，溺闭，面黄，口甘，舌强痛，吐逆，不贪食，不化食，抢心，善饥，善噎，当脐痛，腹胀，肠鸣，肉痛，足肿。（宜参、苓、术、草、陈皮、扁豆、山药、苡仁以补之，姜、附、丁、桂以温之，石膏、滑石、元明粉以凉之。）肝热，按至肌肉之下，骨之上乃得，肝主筋也。寅卯时尤甚，必兼多怒，多惊，便难，转筋挛急，四肢困热，满闷，筋痿不能起，头痛，耳聋，颊肿，面青，目肿痛，两胁小腹痛，呕逆作酸，睾疝，冒眩多瘈。（宜阿胶、山药、木瓜、枣仁以补之，青皮、青黛、柴胡、白术、黄连、木通、龙胆草以泻之，木香、吴萸、肉桂以温之，甘菊、车前子、柴胡、山栀以凉之。）肾热，极重按之至骨乃得，肾主骨也。亥子时尤甚。必兼腰膝脊臀股后痛，耳鸣遗泄，二便不调，骨痿不能起，眇中清，面黑口干，咯血，饥不欲食，腹大胫肿，少腹气逆急痛，下肿，肠澼，阴下湿痒，手指青黑，厥逆，足下热，嗜卧，坐而欲起，善怒，四肢不收。（宜地黄、枸杞、山药、桑螵蛸、龟板、牛膝、山萸、杜仲、五味子以补之，知母、泽泻以泻之，鹿茸、肉桂、附子、鹿角胶、补骨脂、沉香、苁蓉以温之，知母、黄檗、丹皮、地骨皮以凉之。）以上皆劳，成于五脏，其热之发因而各异者也。（铁按：所谓轻手按之，重手按之，按之至骨等语，无标准可言。且虚痨为病，多半大肉已削，轻手按之，早已著骨。读者将若何领会，故鄙意认此等为语病，与《脉经》之三菽六菽，《灵》《素》之人迎大于气口三倍二倍，同为无可遵循之文字，不过旧说相传如此，无从改易，删去亦不妥当。学者仍以证为主，于热在肤腠，热在肌骨，参之证情，自有可以领会之处。重按、轻按之文，弗泥焉可也。）

痨病多吐血。吐血之原，未有不由五脏来者。咳嗽血出于肺，因悲忧所致也（宜二冬、知母、贝母、桔梗、黄芩）。痰涎血出于脾，因思虑所致也（宜生地、石斛、葛根、丹皮、甘草、茯苓、陈皮、黄芪）。吐血出于心，因惊恐所致也（宜丹参、山药、麦冬、茯神、当归、生地）。吐血多块出于汗，因患怒所致也（宜柴胡、芍药、山栀、丹皮、枣仁、生地、沉香）。咯血出于肾，因房欲所致也（宜生地、丹皮、茯苓、远志、阿胶、知母、黄檗）。呕血出于胃，中气失调，邪热在中所致也（宜犀角、地黄、丹皮、甘草、元明粉）。其

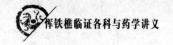

余致血之由正多，而止血之法，又必各从其类。有由酒伤者，用解止之，宜葛根、蔻仁、侧柏、茆花。有由食积者，用消止之，宜白术、陈皮、山楂、神曲。有由血热者，用凉止之，宜山栀炭、黄连炭。有由血寒者，用温止之，宜血余炭、干姜炭。有由血滑，用涩止之，宜棕炭、荷叶炭。有由血虚者，用补止之，宜发灰、地黄灰。有由怒伤肝木，血菀于上者，必令人薄厥，用平止之，宜沉香、木瓜、青皮、丹皮、白芍。有由血瘀在中者，必脉沉实，腹中满痛，用行止之，宜当归、降香、木香、蓬术、桃仁、延胡索、赤芍。有由血溢者，被触伤破，泉涌不止，用补止之，宜十全大补汤，频频多服。有由血脱者，九窍齐出，亦用补止之，宜急用发灰、大蓟汁、人参汤调服。此外有积劳吐血，久病后吐血，多而久不止者，并宜独参汤。内多干血，肌肤甲错，两目暗黑，宜大黄蟅虫丸。七情妄动，形体疲劳，阳火相迫错行，必脉洪，口渴，便结，用凉药救之，宜黄芩、黄连、生地、竹叶、麦冬、丹皮。若气虚挟寒，阴阳不相为守，血亦妄行，必有虚冷之状，盖阳虚阴必走是也，宜八味丸或理中汤加乌药、木香。总之，治血之治，不外治肝，而治肝之余，必兼补水顺气。盖气有余，即是火，血随气上，补水则火自降，顺气则血不升也。（铁按：咳且喘，痰中夹血者，为嗽血。不须咳，一咯即出者，谓之咯血。倾盆盈碗而出者，谓之呕血。

其不能以此分别者，统谓之吐血。以嗽吐咯呕分脏
腑，不的确，当以见证为主。本节所言，大略已备，
用以治病，尚嫌太略，葛可久《十药神书》最妙，
下卷详之，各方药亦续前。)

第三期

虚损痨瘵

《内经》云："凡风寒暑湿燥火六气之变，皆能失血。"若不察其所因，概予凉折，必生变，医者不可不知。古人治血，多以胃药收功，如乌药、沉香、泡姜、姜枣，称为虚家神剂，医者又不可不知。

痨病必咳嗽。或由阴伤阳浮水涸金燥，喉痒而咳，宜用甘润养肺。水旺气复，而咳自已，宜麦冬、花粉、生地、杏仁、橘红、阿胶、桔梗。（**铁按**：水涸金燥，即荣枯肺燥，不必泥定肾水肺金字样。）或由脾胃先虚，不能制水，水泛为痰，水冷金寒而咳，宜立效方加羌活、陈皮、白术。或由火烁肺金而咳，宜六味丸。或由命门火衰，气不化水而咳，宜于治咳药中，加附子、肉桂、人参、羌活。至痨嗽失音，肺气郁也，宜杏仁膏。痨嗽兼喘，痰涎涌也，宜五汁膏。痨嗽痰热渴汗，心脾伤也，宜滋阴清化丸。（**铁按**：脾胃虚不能制水云云，当是积饮，其理同于聚水。肺寒而咳，不胜外界冷空气压迫而咳也。火烁肺金，即肺中虚热，

26

抵抗外界冷空气而咳也。命门火衰，即下部虚寒，肾阳不能上承而为津液之谓。痨嗽失音，乃腺体已坏，不能分泌，音带失润所致。伤风亦有失音者，乃音带为风热薰炙之故，稍久即能自复，二者之别，当以他种兼症辨之。）

经言五脏之咳，移于六腑，其症状如下：肺咳之状，喘息有音，甚则吐血，咳不已，大肠受之，咳则遗屎。心咳之状，心痛，喉中介介如梗状，甚则咽肿喉痹，咳不已，小肠受之，咳则失气，气与咳俱失。脾咳之状，右胠下痛引肩背，甚或不可动，动则咳剧，咳不已，胃受之咳，则呕或长虫出。肝咳之状，左胁下痛，甚则不可以转，转则两胠下满，咳不已，胆受之咳，则呕胆汁。肾咳之状，腰背相引痛，舌本干，咽作咸，甚则咳涎，咳不已，膀胱受之，咳则遗溺，久咳不已，三焦受之，咳则腹满，不欲饮食。心胞络咳，心胸间隐隐作痛。

虚劳之属有桃花疰，其症面色不衰，肌肤不瘦，外如无病，内实虚伤，须审现在何症，及伤在何脏以治之，大概宜苏合香丸、紫金锭、回春辟邪丹等方。又有"传尸痨"，乃鬼作虫而为祟，其症沉沉默默，不知所苦，经时累月，渐渐羸顿，至于死亡，治法以固本为先，祛虫为次，固本宜人参养荣汤、八味丸，祛虫宜十疰丸、桃奴丸、紫金锭。（**铁按：**桃花疰症，曾见之，而未为之治疗，不知苏合丸、紫金锭等有无功效。传尸痨则不止沉沉默默，鬼作虫之说，亦甚费解。《千金方》鬼疰病，即传尸痨。余所见者，极可怖。疰本注字，去三点偏旁加广，意谓由一人患此，死则更转疰他人也。余族中有一家，其先若何，余未及见，第就余所见者言之，其人有子女十人，胞侄二人，孙男女八人，四十年中，死于同样之痨病者九人，其病恒发于十七八岁，乃至廿七八岁。其病状，咳嗽发热，肌肤锐瘠而遗精，白惫不能兴，卧床之日起，扣足一百日死。自余为童子时，即习见此等病状。数年前，其孙女复患此，自他省遄归，强余疗治，一见即觉其病不可为，辞之不得，勉强处方。因其病起于产后，从蓐痨治，旋又延西医打针，结果自卧床之日起，扣足百日而逝。简直药物于病丝毫无益，亦竟丝毫无损。此殊令人爽然自失者，古人谓"传尸痨"，限于骨肉至亲，观此信不我欺。而此病之传染，与寻常迥异，可以三五年或十余年始一见，使人不觉其为传染。衡量症情，未必是遗传关系，当是伏根甚深，必待某种诱因而发见。其未发之时，亦必有特征可以预知，特吾侪经验浅，未能知耳。）丹溪云："一水既亏，不胜五火，虚症蜂起，先当和解微下，次用调补。若邪未除，便用补剂。邪入经络，深为可悲。惟无积人脉举按无力者，方可补之，此诚治虚损痨瘵之要道也。"

诸名家议论 仅摘录切要可法者

《纲目》曰："虚者，皮毛肌肉筋脉骨髓气血津液不足是也。"《入门》曰："凡饮食减少，精神昏短，遗精梦泄，腰背胸胁筋骨[1]引痛，潮热，自汗，痰盛咳嗽，是虚劳常症也。"又曰："虚损皆由水火不相济，但以调和心肾为主，兼补脾胃，则饮食加而精神气血自生矣。"

《直指》曰："三阳实三阴虚，汗不出；三阴实三阳虚，汗不止。"又曰："虚劳之症，百脉空虚，非滋润黏腻之物以养之，不能实也。切不可妄施金石燥热等药。"

东垣曰："肺损益其气，心损调其荣卫，脾损调其饮食，适[2]其寒温。肾损益其精，肝损缓其中。缓中者，调血也，宜四物汤，以其中有芍药也。"

《得效》曰："虚损之证，峻补，乌、附、天、雄、姜、桂等；润补，鹿茸、当归、苁蓉等；清补，二冬、人参、地黄等。"

《入门》曰："虚脉多弦，弦而濡大为气虚，沉微

---

①　胸胁筋骨：原作"筋骨胸胁"，据《杂病源流犀烛》改。

②　适：原作"边"，据《杂病源流犀烛》改。

无力亦气虚，甚弦而微为血虚，涩而微为血虚甚。形肥面白者阳虚，形瘦面苍黑者阴虚。房劳思虑伤心肾，则阴血虚。饥饱劳役伤胃气，则阳气虚。"

海藏曰："呼吸少气，懒言语，动作无力，目无精光，面色白，此兼气血虚也。"

《回春》曰："虚劳之病，不受补者难治，喉中生疮声①音哑者不治，久卧生胝者不治。虚极之病，火炎面红，发喘痰多，身热如火，跗肿溏泄，脉紧不食者死，不治。"

五痨六极七伤

五痨，谓五脏劳也。痨病既成，渐生六极。六极云者，谓痨病至峰极之程度，其证有六也，七伤殊未达其义。要是治医者，所不可不知，故并录焉。

《金匮》曰："五劳者，心劳神，肝劳血损，脾劳食损，肺劳气损，肾劳精损。"

《入门》曰："数转筋，十指爪甲皆痛，为筋极（宜并服滋补养荣丸）。牙痛，手足痛，不能久立为骨极。面无血色，头发堕落为血极（宜补荣汤）。身上往往如鼠走，体上干黑为肉极（宜参苓丸）。气少无

---

① 声：原脱，据《杂病源流犀烛》补。

力，身无膏泽，翕翕羸瘦，目无精光，立不能久，身体若痒，搔之生疮为精极（宜巴戟丸）。胸胁逆满，恒欲大怒，气少不能言为气极（宜益气丸）。（**愚按**：六极云者，可以备一说，不足据为典要。鄙人三十八九岁病最剧时，一身而有五极，然且作交编书酬应，日不暇给，既未用补，补亦不应，后用大毒药攻之而愈，然则未可以一概论也。）

《入门》曰："七伤，一阴寒，二阴痿，三里急，四精漏，五精少，六精清，七小便数。"《医鉴》曰："七伤者，一阴寒，二精寒，三精清，四精少，五囊下湿痒，六小便涩数，七夜梦阴人，其人小便赤热，或如针刺。"（**铁按**：五痨七伤既为骈举之名词。五痨分隶五脏，七伤何以专说肾病，抑肾病亦不止如所举七者。七伤之说，较六极尤无理致。）

劳伤形证

《千金方》云："忽喜怒，大便苦难，口内生疮，此为心劳。短气面肿，鼻不闻香，咳嗽，唾痰，两胁胀痛，喘息不定，此为肺劳。面目干黑，精神恍惚，不能独卧，目视不明，频频泪下，此为肝劳。口苦舌强，呕逆醋心，气胀，唇焦，此为脾劳。小便黄赤，兼有余沥，腰痛，耳鸣，夜间多梦，此为肾劳。"

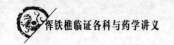

《入门》曰："心劳之症，血少面无血色，惊悸盗汗，梦遗，极则心痛咽肿。肝劳之症，筋骨拘挛，极则头目昏眩。脾劳之症，胀满少食，极则吐泻，肉削，四肢倦怠。肺劳之症，气乏，心腹冷痛，极则毛焦津枯，咳嗽哄热。肾劳之症，腰脊痛，遗精，白浊，极则面垢，脊如折。"又曰："心劳则口舌生疮，语涩，肌瘦。肝劳则胁痛，关格不通。脾劳则气急，肌瘦多汗。肺劳则气喘，面肿，口燥、咽干。肾劳则尿赤，阴疮，耳鸣，面黑。"

铁按：以上所言虚劳证状略备，治法亦略备。若再求细密，在学者自己领会，非仓猝可以杜撰者。劳病为最难治之病，用药固难，调获尤难。其病为慢性，动须经年累月。谚云："夜长则梦多，时间既久，与病为缘之事，如饮食男女，喜怒哀乐，在在皆足为患，所以防不胜防，制不胜制。"例如：肝虚者易怒，肾虚者多欲，家庭琐屑，房闱隐秘，不与怒期而怒自来，勉强节欲而欲愈炽。病者不知利害，总无可愈之理，此劳病之所以难治也。《尊生方》于此下有煎厥、解两证。煎厥证引《内经》"阳气者，烦劳则张"一节为说，其实煎厥即阴亏火旺，病理已详于前，解另是一种病，不当与劳病相混，故不录。

治虚损痨瘵药方

四君子汤_{补气}：人参，茯苓，白术，炙草。

八珍汤_{虚热}：参，苓，术，草，芎，归，芍，地。

十全大补汤_{调卫}：八珍汤，加黄芪、肉桂。

牛膝丸_{缓肝}：牛膝，萆薢，杜仲，防风，苁蓉，肉桂，蒺藜，菟丝子。

八味丸_{补火}：地黄，丹皮，茯苓，泽泻，山萸，山药，附子，肉桂。

金刚丸_{益精}：萆薢，苁蓉，菟丝子，杜仲_{酒煮猪腰子丸}。

煨肾丸_{益精}：牛膝，苁蓉，菟丝子，杜仲，防风，蒺藜，肉桂，萆薢，破故纸，胡芦巴_{酒煎猪腰子和蜜丸}。

补中益气汤_{温补}：人参，黄芪，白术，炙草，升麻，柴胡，归身，陈皮。

四物汤_{诸血}：川芎，当归，白芍，生地。

当归补血汤_{诸血}：四物加黄芪，陈皮，荆芥，乌梅。

六味丸_{补水}：地黄，丹皮，茯苓，泽泻，山萸，山药。

逍遥丸_{阳虚}：当归，白芍，柴胡，薄荷，黄芩，白术，甘草，煨姜。

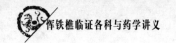

坎离既济丹阳虚：苁蓉，枸杞，归身，白芍，天冬，麦冬，人参，枣仁，生地，熟地，丹皮，茯苓，茯神，泽泻，山萸，五味，远志，黄柏。

人参养荣汤阴虚：人参，茯苓，白术，甘草，当归，白芍，地黄，黄芪，陈皮，远志，肉桂，五味子。

三白广生汤阴虚：白术，白芍，茯苓，地骨皮，丹皮，陈皮，甘草，山药，芡实，莲肉，枣仁，贝母，乌梅。

五汁膏咳血：梨汁，蔗汁，藕汁，萝卜汁，人乳（以上五汁），犀角，羚羊角，生地，丹皮，天冬，麦冬，薄荷，茯苓，贝母，阿胶。

水八杯，煎各药至三杯，去渣，入五汁阿胶另炖烊，功入文火收膏，以入水不化为度。

清骨散潮热：银柴胡，鳖甲，青蒿，知母，地骨皮，川连，秦艽，甘草。

龙齿丸精浊：龙齿，远志，菖蒲，知母，黄柏，人参，茯神。

归脾汤泄泻：人参，茯苓，枣仁，远志，木香，炙芪，龙眼肉，当归，甘草，姜，枣。

大菟丝子丸补肾：鹿茸，附子，肉桂，茴香，故纸，川断，巴戟，桑螵蛸，牛膝，苁蓉，杜仲，菟丝，泽泻，茯苓，萸肉，覆盆子，石龙芮，防风，熟地，川芎，沉香，荜澄茄。

补中地黄汤积劳：地黄，丹皮，云苓，泽泻，山药，萸肉，人参，黄芪，白术，归身，升麻，姜，枣。

保和汤肺病：贝母，知母，天冬，麦冬，五味子，杏仁，桔梗，紫菀，款冬，兜铃，阿胶，归身，苡仁，百合，百部，失血，加炒黑蒲黄、生地、小蓟。痰，加瓜蒌、茯苓、橘红。喘，加苏子、桑皮。

圣愈汤心病：人参，黄芪，川芎，当归，生地，熟地。

补肝汤肝病：山萸，肉桂，甘草，茯苓，防风，细辛，桃仁，柏子仁，红枣。

柴胡疏肝汤肝病：制香附，柴胡，陈皮，枳壳，川芎，白芍，甘草。

调中益气汤脾病：人参，黄芪，白术，甘草，升麻，柴胡，当归，陈皮，白芍，五味子。

调荣养卫丸：人参，茯苓，黄芪，白术，当归，白芍，生熟地，山萸，山药，麦冬，远志，陈皮，五味子，鸭血，和蜜丸。

鹿胎丸风痨：鹿胎一具去秽熬膏，熟地八两（用人乳、粉山药各一两拌蒸九次），菟丝子十两（酒煮），枸杞八两（乳浸），人参四两，黄芪五两（炙），制首乌十两（乳浸，日晒，夜露九次），巴戟肉五两（酒炒），钗石斛六两（煮汁去渣），和前药同捣丸。

十四味建中汤积劳：十全大补汤，加附子、苁蓉、麦冬、半夏。

葛花解酲汤酒劳：葛花，人参，白术，茯苓，猪

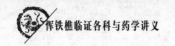

苓，泽泻，砂仁，蔻仁，青皮，神曲，干姜。

嵩崖脾肾丸：附桂八味加牛膝，砂仁，车前，益智仁，补骨脂。

神仙延寿酒：二冬，二地，参，苓，芎，归，芍，木香，砂仁，菖蒲，远志，柏子仁，补骨脂，绍酒三十斤。同煮。

麦煎散干血劳：当归，生地，鳖甲，柴胡，干漆，常山，赤芍，石膏，甘草，小麦。

补血养阴丸又：当归，白芍，生地，丹皮，茯苓，麦冬，五味子，牛膝，枸杞，川断，鳖甲，青葛，益母膏丸。

咳，加枇杷叶。咳甚，加贝母、沙参、百部。痰多，加橘红。热甚，加胡黄、银柴胡。

清离滋坎丸：生熟地，山药，山萸，丹皮，茯苓，泽泻，天冬，麦冬，白术，白芍，知母，黄柏，当归，甘草。

吐血，加童便、陈墨。痰，加竹沥、姜汁。汗多，加黄芪、枣仁。热，加地骨皮。咳，加五味子。精关不固，加龙骨、牡蛎、莲须、杜仲，脘闷，加陈皮。咽痛，加桔梗、元参。喘，加苏子、杏仁、瓜蒌仁、贝母。久咳，加阿胶、五味子。

滋阴清化丸痰热：二地，二冬，归，芍，茯苓，甘草，贝母，花粉，五味子，鳖甲，阿胶，山药。（蜜丸合化）

人中白丸_{血热}：生地，熟地，白术，白芍，当归，阿胶，鳖甲，羚羊角，青蒿子，人中白，百部膏丸。

参苓建中汤_{潮热}：参，苓，草，归，芍，陈皮，半夏，肉桂，麦冬，前胡，细辛。（**铁按**：肉桂、细辛二味不妥当，前胡亦不伦者，方当删。）

鳖甲散_{骨蒸}：柴胡，鳖甲，青蒿，当归，知母，地骨皮，秦艽，乌梅。

河车丸_{骨蒸}：银柴胡，鳖甲，阿胶，地骨皮，百部，人参，五味子，秋石，人中白，河车，青蒿，陈酒，童便煞膏丸。

二仙胶_{骨蒸}：鹿角胶，龟板胶，人参，枸杞。亦治遗精。

六君子汤_{结痰}：人参，云苓，白术，炙草，陈皮，半夏。

还少丹_{温补}：牛膝，苁蓉，杜仲，巴戟，茴香，远志，熟地，山药，山萸，云苓，枳实，菖蒲。

独参汤_{久血}：人参（一味浓煎）。

理中汤_{阳虚}：人参，白术，干姜，甘草。

立效方_{痰嗽}：贝母，杏仁，瓜蒌仁，款冬，天冬，桔梗，五味子，葱白，川椒。共为末，与猪肺同蒸取汁服。

十痉丸_{传尸痨}：雄黄一两，巴豆霜一两，人参、细辛、麦冬、附子、桔梗、皂角、川椒、甘草各五钱。蜜丸梧子大，每服五丸，温水化下。此药并治一切鬼气。

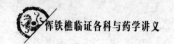

桃奴丸_{传尸痨}：桃奴_{七个（另研）}，玳瑁_{一两（锉细末）}，安息香_{一两（去渣）}。

上三味同入银器中熬成膏，朱砂、犀角_{各五钱}，琥珀、雄黄_{各三钱}，麝香、冰片、牛黄_{各二钱}，桃仁_{十四个（麸炒）}。安息膏丸，芡实大，阴干封固，每服一丸，人参汤下。

第四期

葛可久治劳十方

保真汤

人参，白术，炙草，当归，白芍，生地，黄芪，天冬，麦冬，陈皮，知母，黄柏，五味子，柴胡，地骨皮，莲肉，熟地，赤白苓，姜，枣。

惊悸加茯神、枣仁、远志，尿浊加猪苓、泽泻、萆薢，尿涩加木通、石苇、扁蓄，遗精加牡蛎、莲须，燥加石膏、滑石、青蒿、鳖甲，盗汗加浮小麦、牡蛎、麻黄根。

上本方专治虚劳、骨蒸、潮热、盗汗等证。

保和汤

天冬，麦冬，知母，贝母，苡仁，杏仁，款冬，五味子，兜苓，紫菀，百合，当归，生地，阿胶，桔梗，薄荷，苏叶，炙草，生姜。

上方专治虚劳咳嗽肺痿唾脓血。

血甚，加蒲黄、茜根、藕节。痰盛，加南星、半

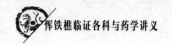

夏、陈皮、枳壳、瓜蒌仁。喘，加桑皮、陈皮、葶苈。
热盛，加栀子、黄芩、连翘。外感，加防风、荆芥、
金沸草。肺寒，加人参、桂枝。

太平丸：天冬，麦冬，知母，贝母，款冬，杏仁，
生地，熟地，当归，阿胶，蒲黄，京墨，桔梗，薄荷。
先用银器炼白蜜，再下诸药末，搅匀文火熬数沸，入
麝香，再熬数沸作丸，龙眼核大，食后细嚼一丸，薄
荷汤下，次噙化一丸，每日二服。痰盛者，先用饴糖
拌消化丸吞下，却噙此丸仰卧，使药气入肺，则肺清
润，其嗽退除，七日病痊。上方专治虚劳久嗽肺痿。

消化丸：青礞石煅如金色，明矾，皂角，胆星，
半夏，茯苓，陈皮，枳实，枳壳，薄荷，沉香，黄芩，
姜汁，浸神曲作糊丸。

上方专治虚劳、肺痿、咳嗽热痰壅盛。

润肺膏：羊肺一具，杏仁、柿霜、羊酥、蛤粉各一
两，白蜜一两二钱。先洗净肺，次将诸药拌入肺中，白
水煮熟，随量食之，与太平丸、消化丸相间服亦得。

白凤膏：黑嘴白鸭一只，黑枣半斤（去核），每个纳
参苓平胃散填，令满。先将鸭颈割开取血，和热陈酒
随量饮之（此能直入肺经润补）。却将鸭干拧去毛，于胁边
开一孔去肠杂，拭干，将枣填入鸭腹，麻扎定。用大
砂罐置鸭及酒，四围用火慢煨。酒量多寡以盖鸭为度，
直煨至酒干为止，其鸭肉可随意食之，其枣连药研烂
为丸，早晚空腹服。服此药后，随服补髓丹。

补髓丹：雄猪脊髓一条，羊脊髓一条，鳖一个，乌鸡一双。将四物漂净，鸡鳖去骨取肉，用酒一大碗，砂锅内煮熟，打烂。再入山药五条，建莲肉半斤，大黑枣百个，柿饼十个，四味洗净，用井华水一大碗，砂锅内煮烂，与前肉合，慢火熬之。再下黄明胶四两，黄蜡五两，上二味逐渐添下，与前八味和打成膏，再用平胃散末、四君子汤末、知母、黄柏末各一两，共和加入，如干，入蜜同熬，令相得，取出，于青石臼中，以木槌打，如泥，为丸，每服三钱，不拘时，枣汤下。

此方专治虚劳羸瘦，能补髓生精，和血顺气。

十灰散：大蓟，小蓟，侧柏，荷叶，茅根，茜根，大黄，栀子，棕皮，丹皮等分，烧存性，出火毒，研细，用藕汁或莱菔汁磨京墨调服五钱。

上方专治虚劳心肺损、大吐血及咯血吐血服此即止，如不止用花蕊石散三钱，醋与童便各半和调尤妙。

上方专治虚劳　　吐血，五内崩损，涌出升斗者，宜服此，使瘀血化为黄水，继服独参汤以补之。

独参汤：人参三钱，加枣一二枚，以加流水，浓煎。

上方专治吐血后羸弱气微。

铁按：上所列十方，即所谓《十药神书》也，为医林最著名之作。各丛书多采入者。其保和汤及花蕊石散，均经鄙人躬自试验而有效，则余方亦必甚效可知。惟原书药量有少至数分者，颇不中理，故从删节，

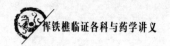

其前列各方中有填分量者，乃鄙人以意拟之也。

陈藏器诸虚用药例

虚劳头痛身热枸杞，玉竹。虚而欲吐人参。

虚而多气微嗽麦冬、五味子。虚而不宁人参。

虚而腰胁不利杜仲，煅磁石。虚而多梦龙骨。

虚而多痰气粗半夏，枳实，生姜。虚而大热黄芩，天冬。

虚而溲少茯苓，泽泻。虚而多热地黄，地肤子，牡蛎，甘草。

虚而溲多龙骨，桑螵蛸。虚而渴天冬，麦冬，知母。

虚而惊悸兼冷小草，紫石英。虚而惊怖沙参，龙齿。

虚而客热沙参，地骨皮，龙齿。虚而健忘茯神，远志。

虚而髓竭熟地，当归。虚而大冷肉桂，附子。

虚而溲赤黄芩。虚而溺白厚朴。

虚而冷川芎，干姜，当归。虚而损苁蓉，巴戟。

心虚人参，茯苓，石菖蒲。沈金鳌云："心极者，心家气血不足，致成虚劳也，宜古菴心肾丸、大五补丸。"

肝虚川芎，防风，天麻。沈云："肝虚者，肝家受损而无血色，筋缓目暗也，宜拱长丸、滋补养荣丸。"

脾虚白术，白芍，益智仁。沈云："脾虚者，肌肉消瘦，饮食不进也，宜橘皮煎元大山芋丸。"

肺虚天冬，麦冬，五味子。沈云："肺虚者，咳嗽痰盛气急，或吐血也，宜人参黄芪散、补肺散。"

肾虚 熟地，丹皮，远志。沈云："肾虚者，水火不足也。水虚，宜太极丸、无比山药丸；火虚，宜增损归茸丸、玄兔丸。"

胆虚 枣仁，细辛，地榆。沈云："胆虚多惊、多畏，不能独处，如人将捕之也，宜仁熟、温胆汤。"

古菴心肾丸： 生熟地各三两，山药二两，茯神三两，当归一两半，泽泻一两半，盐酒炒黄柏一两，萸肉六钱，枸杞一两，龟板一两，牛膝一两，川连四钱，丹皮一两，酥炙鹿茸一两，生姜三钱。蜜丸，每服钱半，盐汤下。

大五补丸： 天麦冬，菖蒲，茯苓，人参，益智仁，枸杞子，地骨皮，远志肉，熟地，蜜丸。

滋补养荣丸： 人参，黄芪，白术，生熟地，川芎，当归，白芍，陈皮，茯苓，山药，山萸，远志，五味子。研末蜜丸。

橘皮煎丸： 橘皮，归身，牛膝，苁蓉，菟丝，杜仲，萆薢，巴戟，阳起石，附子，肉桂，干姜，吴萸，厚朴，石斛。

大山芋丸（即薯蓣丸）：山药，人参，阿胶，白术，白芍，川芎，麦冬，杏仁，防风，茯苓，桔梗，柴胡，甘草，当归，熟地，桂枝，神曲，大豆黄卷，干姜，红枣，白蔹。

人参黄芪散： 人参，桔梗，秦艽，鳖甲，茯苓，半夏，知母，桑皮，紫菀，柴胡，黄芪。

上十一味，研粗末，每服五钱。

补肺散： 兜铃，杏仁，炙草，茯苓，阿胶，糯米。

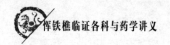

同研末，每用二钱，煎服。

归茸丸：当归一两，鹿茸一两，乌梅肉，为膏，酒下。

仁熟散：柏子仁，熟地，人参，五味子，枳壳，山萸，肉桂，甘菊，茯神，枸杞。

温胆汤：半夏，枳实，竹茹，橘皮，炙草，白茯苓。

太极丸：黄柏，知母，补骨脂，胡桃肉，砂仁。上五味，蜜丸空心盐汤下三五十丸。

无比山药丸：五味子，肉苁蓉，菟丝子，杜仲，山药，赤石脂，茯神，山萸，巴戟，牛膝，泽泻，熟地。上十二味，蜜丸，酒或米汤下。

上药方不赘分量者，以原书所载分量不适用也。方后注明服法者，恐读者误会以为一剂顿服也。阙者甚多，《尊生》书本注明方附后，乃遍索不得，从他书中查抄补之。查未得者，付阙如也。通常以能读陈修园上溯守真戴人者，谓之伤寒派；治《温病条辨》、《温热经纬》，宗叶天士者，谓之叶派；泛涉景岳石顽上溯东垣者，谓之调理好手，或曰丹溪之学。以上所述治劳之说，与方药是也。至于治《伤寒论》，上溯《灵》《素》《难经》者，则谓之治汉医者，或曰经方家。以我所知，世之号称经方家者，什九不能治病，所以然之故，以五谷不熟，不如荑稗也。故经方家反不为世所重，病家对于经方家之医生，辄恐怖不敢承教，以其既不能愈病，而复嚣然自大，且用药奇重，篇幅不足，为祸有余。故时医之黠者，排挤胜己者，辄尊之曰经方家。而病家之稍有经验者，已闻弦歌知雅意，不敢以身试其方矣。其世俗所谓伤寒派者，多盛行于中下社会。守真戴人之学，治流行感冒之热病，固自游刃有余也，取效既速，药价复廉，故人乐就之。世有行医十年，门庭如市者，多属此派。其结果仅用最普通之一方，初因每日门诊七八十号，不及思索而然，再传而后，遂仅有刻板方药一纸，其他一无所知，而门庭如市如故。叶派盛行于上海、苏州等处，其流弊已详前。调理云者，与前数种迥异，其基础建筑于疏肝、养荣、健脾、补肾，如上文所述之虚劳治法是也。其用药则四君、六君、八珍、四物、十全、六味、八味、归脾、养阴、清肺、滋肾、补中，而其末流，仅执数十味清补之药如洋参、石斛、天麦冬之类，不复知有医理，此中窟宅，庸乎至夥。江浙两省，号称知医者，如此之类占大多数。以此等伎俩，与西医相见，宜乎望风而靡。此其大较也。读吾书者，于经义既能窥见一斑，则调理正非难事，修业至此，为糊口计为自卫计，其成绩均已在七十分以上。第能敬慎将事，不必求胜时下之中医，已可以无往不利，而治病之效果，且远在普通西医之上。但此仅言当前事实。若就学问言之，造诣初无止境，更进一层，在学者之志趋与毅力矣。

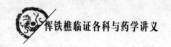

痨瘵虚损之难治，固因病关本元，半在病者之不知利害。而尤要者，却在咳嗽，虚劳鲜有不咳，又鲜有不由肺坏而死者，吾今乃言咳之大略。

张介宾曰："咳嗽一症，窃见诸家立论太繁，皆不得其要，致后人临症莫知所从。"所以治难得效。以余观之，咳嗽之要，只有二端，一曰外感，二曰内伤尽之矣。外感之咳，必由皮毛而入，皮毛为肺之合，外邪袭之，则必先入于肺，久而不愈，则必自肺而传于五脏也。内伤之咳，必起于阴分，盖肺属燥金，为水之母，阴损于下，则阳孤于上，水涸金枯，肺苦于燥，肺燥则痿，痒则咳不能已也。咳症虽多，无非肺病。而肺之为病，亦无非此二者而已。但于二者之中，当辨阴阳分虚实耳。盖外感之咳阳邪也，阳邪自外而入，故治宜辛温，邪得温而自散也。内伤之咳阴病也，阴气受伤于内，故治宜甘平养阴，阴气复而咳自愈也。然外感之邪多有余，若实中有虚，则宜兼补以散之。内伤之病多不足，若虚中挟实，亦当兼清以润之。于此求之，自得其本，则无不应手。巢氏之十咳，陈氏之三因，徒乱人意耳。

又云，经曰："五脏六腑皆令人咳，非独肺也。"又曰："五脏各以其时受病，非其时各传以与之。"然则五脏之咳，由肺所传，则肺为主脏，五脏其兼者也，故五脏各有其证。正以辨其兼症耳。有兼症自有兼治，而皆以肺为主。然余尤有说。

外感之咳，其来在肺，故必由肺以及脏，肺为本而脏为标也。内伤之咳，先因伤脏，故必由脏以及肺，脏为本而肺为标也。凡治内伤者，使不治脏而单治肺，则真阴何由以复，阴不复则咳终不愈。治外感者，使不治阳而妄治阴，则邪气何由以解，邪不解则咳终不宁。经曰：治病必求其本。何今人之不能察也。（以上为景岳之言）

铁按：外感而咳，即流行感冒，共有三种：其一即伤风、咳嗽、鼻塞、喉痒、多痰、多涕，一礼拜后，喉痒瘥，痰稠咳少，渐自愈。其二为风温症，初起与伤风略同，三数日后，则发热鼻塞喉痒之外，更见舌绛唇干，头痛骨楚形寒，旋形寒罢，而热壮，咳转杀，是咳嗽不啻为此种热病之前驱症。其三发热与咳俱来，愈咳愈剧，至于气急鼻扇，无论童稚成人，皆见此症状，即今西医所谓"急性肺炎"，治之不得当，可以致命，其主要在咳，而热反为副症。此中稍有曲折，再分别说明之。伤风咳嗽，诚不足为病，然当初起时，与风温及急性肺炎，殆无甚分别。此种病与气候极有关系，苟非骤寒骤暖，则如上海之数十万人聚居于一埠，可以不见一人有此病。又与肺气之强弱亦极有关系。例如，向来锻炼体魄，肺量宽者，虽天时有非常寒暖，患伤风者什九，肺强之人，亦决不咳嗽。反是，若向来有肝胃病、脾肾病者，但衣被小小不谨，便尔伤风然则外感为病，仍关内因，未可截然分说。不过

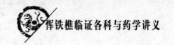

伤风为病之小者，虽有内因，但治其外，例无不愈。又有一节，亦甚有研究之价值。伤风本不发热，然苟不忌荤食肥肉，则必发热，此屡试不爽者。故《内经》热病禁肉食，常人以为苟非胃病，无忌口之理，其实寒暖不时，肥甘不节，皆酿病之原因。病随之变，正非异事。

风温症亦流行感冒病，其治法当以热为主，以咳为副。最要先退其热，热退则咳不能为患。往往热退之后，剧咳数日即愈，所谓余邪以咳为出路也。退热当用伤寒法，若以叶派药治之，变端百出。讲义中谆谆以叶派为戒者，均属此种。药菴医案中有数案，如迎春坊俞姓、宁康里顾姓，皆此等病误治之后，至于燎原，而后为焦头烂额之上客者也。

急性肺炎病，初起病症亦复相同，其与风温症异者，风温多属胃热，而急性肺炎多属肺寒。吾所以为此言者，非从西医书研究而得，乃从病症及药效研究而得。风温初起即见舌绛，唇红燥，以凉胃之药与解肌发表药并用，其效如响，故云胃热。急性肺炎初起，却舌润，以温肺药治之，可以曲突徙薪，故云肺寒。又两种病之变化，亦复不同。风温者，伤寒系热病也。其传变与伤寒同。急性肺炎则从肺之支气管而入肺络，继见郁血脑病，其势甚捷，可以自治，至终不见阳明证，故是别一种病，不能与风温并为一谈。治急性肺炎，当以麻桂为主，有时当用小青龙。此外感咳嗽之大较也。景岳一例以温为言，是其偏处。又云："有时当补。"外感咳嗽，实未见有可补者，其说亦可商。

至于内伤咳嗽，则原因甚多，而且复杂。鄙人亦苦经验不富，不能言之详尽，若欲明其大略，则有两种：其一由于血液少而咳，即所谓"阴虚咳嗽"；其二由于肺失弹力而咳，即所谓"阳虚咳嗽。"兹再分别说明之。

阴虚咳嗽：阴虚，谓荣不足。血管所分泌液体因血少亦少，其人恒苦内热，其脉必带数，其唇舌必绛，其神经必敏。其所以咳，则因肺热。肺所以热，则因肺虚不胜外界冷空气之压迫，体内存积之酸素，自燃以为救济，故化热。里面愈热，则与空气冷暖之差愈甚。在健体里热，则欢迎外界之冷，虚热则抵抗外界之冷。咳嗽者，肺脏抵抗外力侵入之工作，故无论阴虚阳虚，虚甚者，无有不咳。从鼻孔至咽喉气管，其途径颇长。所以必须此长途径者，以情理衡之，当有两个意义：其一使外来之空气渐温，俾与肺相得；其二使鼻腔黏膜直接与空气相接，气管壁膜间接与空气相接，即鼻腔黏膜为第一道防线，气管壁膜为第二道防线。途径既远，内部可以从容变化，以为应付故也。故嚏为第一道防线之抵抗工作，咳为第二道防线之抵抗工作，此为防护设施之一种。更有第二种防护设施，即管腔壁之分泌物是也。此种分泌物可以骤多，可以骤少。其分泌力视内部与外界热度相差以为低昂，在

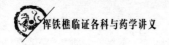

鼻腔者为涕，在气管者为痰。阴虚者，既肺管不胜冷空气之压迫。一方酸素自燃化热，以为抵抗，一方即分泌痰液，以为防护。同时却用咳之方法，以事驱逐。喉间之痒，为冷空气侵入，故痒；亦为欲使管壁分泌多量液体，故痒。为驱逐侵入之冷气而咳，亦为驱逐阻碍气道之痰液而咳，亦为制止喉痒而咳，如此种种救济作用，同时并起，而各种作用，复互相牵引，遂成肺病矣。

阳虚咳嗽：阳虚，谓无火也。此火字指肾火而言。所谓肾火即是生气，若从科学言之，此生气即是各个细胞仁中所含之不可思议之物原，不专属肾脏。中国以肾为说，是就生理形能言之，凡色欲过度者，往往索然无生气，故谓肾中有真火，是生命之源。《内经》中所谓阳气，如阳气者，精则养神，柔则养筋等，即是指肾中真火。若欲用科学方法证明中国旧说为是，或反证旧说为非，皆非吾侪今日所能。今所可得而言者，不过从形能说明，较之旧说，此善于彼而已。阳虚者，多肥人，多痰，多汗，多形寒，多喘。喘，古人谓之"肾不纳气"。若就病位言之，喘是肺之呼吸为病。而阳虚之喘，其原因在肾。凡色欲斫丧太甚者，则病喘。此就来路可以证明肾病。又凡治阳虚之喘，得附、桂温肾则愈，用艾灸关元、气海亦愈。此从药效可以证明肾病。古人谓"肺肾同源"，故两脏有密切关系。凡在上见肺虚久咳之症，在下必见遗精白淫诸病，此为事实，非可以口舌争者。至于生理及解剖上，究竟若何生此关系，则鄙人于西医学，未尝学问，不能言其所以然。观西医之治肺痨，并不兼治肾病，或者西国并无此说。凡阳虚而咳者，其初痰薄而味咸，其后痰涕汗并见，诚有溃溃乎如坏都，汨汨乎不可止之雅，而最后辄见透明胶黏之痰，病乃在不可救药之数。鄙意以为此透明胶黏者，乃肺细胞崩坏之所致也。因细胞崩坏，生气已索，故肺无弹力而成肺痿。古人有言肺痿肺叶焦者，则阴阳并虚之症也。以上所说，虽仅以阴阳为言，其实各种咳嗽皆是此理。举凡单声咳、干咳金空肺痈，皆可隅反，未尽之义，详十二经络撮要，兹不赘。

鼓　胀

丹溪谓："风痨、鼓格为真脏病，绝难治。"风之定名，从《易经》风以动之来，《幼科讲义》中已言之。劳为虚损，其病如其名之字义。鼓以病形言，格以病能言，噎格已详病候撮要。鼓胀较烦复，故专篇纪之。

鼓胀之种类：鼓胀仅一笼统名称，分别言之，有脉胀，有肤胀，有五脏胀，有六腑胀，有水肿，有虫胀，有单腹胀，有石水。鼓之形，皮急紧张，以上所述诸病，皆有皮急紧张之象，故总名为鼓胀。

脉胀，《内经》云："五脏六腑，各有畔界，病各有形状，营气循脉，卫气逆之，为脉胀。"

肤胀，《内经》云："卫气并脉循分为肤胀。"（沈云："分，谓肉分之间。"）又曰："肤胀者，寒气客于皮肤之间，然不坚，腹大，身尽肿，皮厚，按其腹，窅而不起，腹色不变，此其候也。

五脏胀：心胀者，短气，烦心，卧不安。肺胀者，虚满而喘咳。肝胀者，胁下满而痛，引小腹。脾胀者，善哕，四肢烦冤，体重不能胜衣，卧不安。肾胀者，腹满引背央央然，腰髀痛。

六腑胀：胃胀者，腹满，胃脘①痛，鼻闻焦臭，妨于食，大便难。大肠胀者，肠鸣濯濯而痛，冬日重感于寒，则飧泄不化。小肠胀者，少腹䐜胀，引腰而痛。膀胱胀者，少腹满而气癃。三焦胀者，气满于皮肤中，硁硁然而不坚。胆胀者，胁下痛胀，口中苦，善太息。（以上皆《内经》经文）

水肿：《内经》云："水之始起也，目窠上微肿，如新起之状，其颈脉动，时咳，阴股间寒，足胫肿，腹乃大，其水已成矣。按其腹，随手而起，如裹水之状，此其候也。"沈云："颈脉者，足阳明人迎。阳明胃脉，起自人迎，下循腹里，水邪乘之，故颈脉动。""水之标在肺，故咳。阴邪结阴分，故阴股间寒也。"经又曰："三阴结，谓之水。"三阴者，太阴脾也。太阴为六经之主，三阴邪结，脾不得运。肾为水脏，独主于里，其气更盛。反来侮土，肾盛不与肺相应，肺气不得通调，斯寒水不行而壅，故成水肿之病。

蛊胀：蛊胀者，虫胀也。沈云："由脾胃家湿热积滞，或内伤瘀血而成。盖人之腹中，虽长蛔寸白，皆赖以消宿食，然太多即为病，况如白蛲、三尸、食

---

① 胃脘：原作"肾腕"，据文义改。

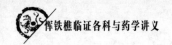

肛、应声、赤、九种肠痽、疳、瘘、痕等虫，为类不一，皆能使心腹痛而胀，甚则面青口涎。"

铁按：沈氏此说，盖本《千金方》，然长蛔寸白，实非人人皆有者，盖此等皆属肠中寄生，由不洁之食物而来，非赖以消宿食之天然应有品。西籍谓："盲肠中有一种微菌，能助消化，是则天然应有品。"然其菌非显微镜不能见，至三尸食肛等，则与胀同为大病，而症候各异。鄙意蛊之为病，由于血毒，非积年不成，非毒药不救。迨既成胀之后，什九不治，其来源则酒色为最多，其次则为特殊之食品，如中毒之类，大约本原不败者，可用毒药攻治，如鄙人所患之药蛊是也。凡成蛊者，无论酒色，皆非一朝一夕，必沉溺甚深，然后得之。既成之后，言语动作及面色均有征。凡见该项异征者，可以服毒药，否则不胜毒药。至已非服毒药不可之程度，方可谓之蛊。此种病，年来留心观察，种类之多，不胜枚举，蛊胀即其中之一种。以我观察所得，蛊之可治者不过十三、四，不可治者竟得十之六七，由色欲来者什九不可治。《千金方》中所言者，尚能得其大略，其余各种医书所说者，都不免隔靴搔痒，孙思邈盖曾躬患此病者。鄙人因患药蛊，中西医皆不识为何病，嗣服《千金》耆婆丸、九江散得效，三年小愈，五年之久，内部廓清。因又日与病人相接，故能领会及此。至面色异征若何，除已散见各种讲义者外，亦不能以文字告读者以更详之情状也。

单腹胀

单腹胀俗名蜘蛛鼓，其症四肢不肿，但腹胀，腹膨绝大，而四肢则奇瘦如柴。古人但言此种为脾虚真脏伤，鄙意必腺体有变化，其来源恐甚远，决非得之偶然者，不过真相如何，无从得知。

石 水

《内经》云：阴阳结邪，多阴少阳曰石水、少腹肿。沈金鳌云：阳结，肿四肢，是在阳之发处。阴结便血，是在阴之聚处。今邪交入阴阳，而交结之①势必结于②阴阳之所共生处矣。生阴惟肾，生阳惟胆，皆根原下焦。而肾职行水，胆职沁水，若雨家交壅，正所谓不能通调水道也。然阴多阳少，则肾病为多。肾病，则阴之真水沉寒，而无阳以化气。此病固不在膀胱而在肾。肾既留水，不能化精，故石坚一处，惟

---

① 之：原脱，据《杂病源流犀烛》补。
② 结于：原作"在"，据《杂病源流犀烛》改。

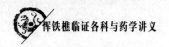

见少腹而不及他所也。

胀与肿之辨

胀与肿外形相似，内因不同。辨别之法，先腹大，后四肢肿者为胀病；先头足肿，后腹大是水肿也。但腹肿，四肢竟不肿，是胀病。脐腹、四肢悉肿，是水肿也。皮厚色苍，或一身皆肿，或自上而下，是胀病。皮薄色白，自下而上者，是水肿也。

胀与肿病源不同：肤胀、鼓胀皆气化病。鼓胀异于肤胀者，以腹有筋起为辨，其病源亦异。肤胀根在肺，鼓胀根在脾。脾阴受伤，胃虽纳谷，脾不运化。或由怒气伤肝，脾虚之极，阴阳不交，清浊相混，经隧不通，郁而为热，热留为湿，湿热交阻，故其腹大，中空无物，外皮绷急，旦食不能暮食。至于脐突，腹见青筋，皮光如油，皆不治。至于水肿之病，其源在肾，亦在肺。肾为本，肺为标。《内经》谓："肺移寒于肾，谓之涌水。"涌水者，水气客于大肠，如囊裹浆者，是水肿之候也。沈氏有最精数语云："脾虚不能制水，水逆上行，干及于肺，渗透经络，流注溪谷，灌入经隧。"此其说聚水之由，实与新生理吻合。

肿胀见症虚实辨：先胀于内，后肿于外，小便赤涩，大便闭结，色泽红亮，声音高爽，脉滑数有力，实热也。先肿于外，后胀于内，小便淡黄，大便不实，气色枯白，语音低怯，脉细微而无力，虚寒也。

胀之治法：胀与肿不同，即胀亦种种不同，病既不同，治法自异，兹分列之如下：

五脏六腑胀治法：脏腑之胀，统以理气为主，藿香正气散、木香调气散、苏子汤三分为主，各加引经药为佐。心胀，黄连、细辛。肺胀，桔梗、升麻、白芷。肝胀，柴胡、川芎、青皮、吴萸。脾胀，升麻、苍术、葛根、石膏。大肠胀，白芷、升麻、黄芩、石膏。小肠胀，黄柏、藁本、赤苓、木通。膀胱胀，滑石、羌活。三焦胀，柴胡、连翘、地骨皮。胆胀，柴胡、青皮、连翘。

单腹胀治法：水肿治法，后方专论之。石水亦归入水肿中。古人谓肿胀之病，惟水肿为最难治。鄙意单腹胀、蛊胀、血蛊，无一不难。若论可愈之成分，水肿可得十之四，蛊胀、单腹胀或不迨百分之十。沈氏主用调中健脾丸，仅有一方，读者不知其用法，亦是徒然。近人常熟余听鸿先生，得孟河派真传，其遗著《诊余集》中，有治单腹胀案甚佳，录之以资参考。

常熟西弄少府魏葆钦先生之媳，因丧夫悒郁，腹大如鼓，腰平背满脐突，四肢瘦削，卧则不易转侧。余于壬午秋抵琴川，季君眉太史介绍余至魏府诊之，面色青而脉弦涩，余曰："弦属木强，涩为气滞，面

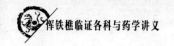

色青黯，肢瘦腹大，此乃木乘土位，中阳不运，故腹胀硬而肢不胀也。中虚单腹胀症，虽诸医束手，症尚可挽，以枳朴槟榔等味，治木强脾弱。中虚之症，如诛伐无罪，岂不偾事？恐正气难支，亟宜理气疏肝，温中扶土抑木，进以香砂六君汤，加干姜、附子、蒺藜、桂枝、白芍、红枣、檀香等，服五六剂仍然，然终以此方为主，加减出入，加杜仲、益智、陈皮等，服四五十剂，腹胀渐松，肢肉渐复，服药百余剂而愈。再服禹余粮丸十余两，金匮肾气丸三四十两，腹中坚硬俱消，其病乃痊，今已十五年，体气颇健。吾师曰："胀病当分脏胀腑胀，虚胀实胀，有水无水等因。寒凉温热，攻补消利，方有把握。若一见胀症，专用枳、朴、楂、曲、五皮等味，无故攻伐，反伤正气，每致误事耳。"

铁按：余听鸿之师为费兰泉，时当清咸同间，乃孟河派中费马前之著名者。孟河派最善治此等病，其享盛名亦以此。读者所当注意者，即在数十剂百余剂，须知此等病与热病异治。伤寒温病，出入只在两三剂之间。鄙人治伤寒、温病、喉痧、痢疾等，以三五七日为期，过七日不愈，便是医误。治劳病内风，期以二百四十日，而治自身之药盅，延长至于五年。所以然之故，气化为病，一拨便转。真脏为病，须细胞新陈代谢至旧者尽死，新者重生，然后愈耳。若五六剂不效，便改弦易辙，反误入歧途矣。

水肿治法：水肿号称难治，然苟知其治法，取效颇捷。苟不知治法，虽有多方，丝毫无用。以我经验所得，觉水肿之病，较之劳病虽易，不可同日语。遍身漫肿，可以治至与健体相同。而劳病之已成者，卒无术能使更生也。水肿最古之治法，为《内经》"开鬼门，洁净府。"鬼门，即玄府，亦即汗腺。净府，谓膀胱。开鬼门，即发汗。洁净府，即利小便①也。然二者之用，亦有标准。盖肿在身半以上者，当发汗。肿在身半以下者，小利小便。上下分消，使阴阳平治，水气可去。且此法贤于西医之放水，盖放水之后，其肿暂消，旋即复作。"开鬼门洁净府"，则肿消而不复作。所以然之故，放水是完全人为的，开鬼门洁净府却是因体工之自然而加以补助的，此即顺自然与反自然之辨。开鬼门，宜麻黄、羌活、防风、柴胡、牛蒡、葱白、忍冬藤，外用柳枝煎汤薰洗。洁净府，宜泽泻、香薷、木通、甘草、灯心、冬葵子、蜀葵子、防己、昆布、海金沙、赤小豆、云苓、猪苓、海蛤。水去肿退，则当健脾理气，使盛气实而健运，则水自行而体自健。

如其不效，则当通大便。大抵水肿多由肝盛脾约，肝盛则多怒，气上升而不降，脾约燥湿不能互化，则大便不行。脉坚实任按者，可以攻下，沈氏主用硝黄。

---

① 小便：原作"便当"，据文义改。

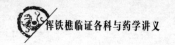

然硝黄能下积，不能下水，当十枣汤，仍佐以泄肺利溲等药。泄肺桑皮、葶苈、桔梗、苏子等，利溲五苓、防己、木通等。

水肿与五脏关系之症候：凡水肿，必目胞上下浮胖，肢体沉重，咳嗽怔忡，腰间清冷，小便黄涩，皮肤光亮。若心水病，必兼身重，少气，不得卧，烦躁，其阴必肿大。肝水病，必腹大不能转侧，胁痛，肠痛，口多津，溲频数。肺水病，必身肿，小便难，大便鹜溏①。脾水病，必腹②大，四肢重，津液不生，少气，溲难。肾水病，必腹大，脐肿，腰痛，不得卧，阴下湿，足逆冷，面黄瘦，大便反坚。审其属于某脏，即用前某脏引经药以为佐。又五脏各有败征，唇黑者肝败；缺盆平者，心败；脐突者，脾败；背平者，肺败；足底平者，肾败。五脏败征悉见者，不治。

单　方

上列各说注意，而治病之主要则尤在方药。不得其方，虽有种种辨证方法，仍是不能治。所谓主要方药，如前列十枣汤是也。十枣宜于脉实任按。凡服十

---

① 鹜溏：指大便水粪相杂，青黑如鸭粪者。
② 腹：原作"胀"，据《杂病源流犀烛》改。

枣取其能下水，水从大便出，其溲亦通，二便通，肿
无不消。其视十枣较稳而取效亦速者，用猪牙皂荚，
烧灰存性，神曲为丸。若下水而兼有健脾意味者，莫
如《内经》之鸡矢醴，其法用鸡矢炒枯，绢袋盛，浸
酒，空心服，神效。又方，青蛙入猪肚煮食，弗加盐
豉，亦效。又有肿而喘满，舌绛苔黄，脉虽盛而苔紧
砌，攻之则嫌于虚虚，不攻则无以去病，而又生死呼
吸，延缓不得，则莫如西瓜散，其法用黑皮西瓜一个，
开顶，空其肉，入砂仁末四两，大蒜头十二两，仍将
瓜顶盖好，篾片签牢，外涂酒，曇泥寸许厚，炭火上
炙至干焦，存性，研极细末，好瓶密藏，不令泄气。
每服一钱，开水下，轻者五六服，重者十余服，奇效。
忌荤腥盐面食，水凉勿食西瓜，犯则再发，不可救治。

水肿禁忌，《入门》曰："凡治水肿，极忌甘药，
助湿作满。"《本草》曰："病嗽及水，全体忌盐。"

藿香正气散：藿香，紫苏，白芷，厚朴，桔梗，
茯苓，半夏，陈皮，甘草，腹皮，灯心。

木香调气饮：蔻仁，砂仁，木香，藿香，甘草。

苏子汤：腹皮，苏子，草果，半夏，厚朴，木香，
陈皮，木通，白术，枳实，人参，甘草。

以上皆统治胀病之药，治水肿须忌甘草。

加味枳术丸虚胀：枳壳，桂心，紫苏，陈皮，槟
榔，桔梗，白术，木香，黄芩，半夏，甘草，五灵脂，
生姜。

　　调中健脾丸_{鼓胀}：人参，苍术，黄芪，吴萸，茯苓，白术，沉香，陈皮，半夏，香附，楂肉，苡仁，黄连，白芍，苏子，泽泻，草蔻，莱菔子，五加皮，瓜蒌，川椒，石碱，荷叶，腹皮。煎汤，和黄米粉丸。

　　金匮肾气丸_{虚胀}：熟地，山萸，山药，丹皮，茯苓，泽泻，附子，桂心，牛膝，车前。

　　疏凿饮子_{水肿}：泽泻，商陆，羌活，椒目，木通，秦艽，槟榔，茯苓皮，大腹皮，赤小豆。

　　实脾饮_{水肿}：厚朴，白术，木瓜，附子，木香，草果，干姜，茯苓，大腹皮，生姜。

妇 科 大 略

武进恽铁樵　著

受业江阴章巨膺　参校

秦立新　孟凡红　整理

内 容 提 要

恽铁樵（1878—1935），名树珏，字铁樵，别号冷风、焦木、黄山，江苏省武进人，是近代具有创新思想的著名中医学家。早年从事编译工作，后弃文业医，从事内科、儿科，对儿科尤为擅长，致力于理论、临床研究和人才培养。1925年在上海创办了"铁樵中医函授学校"，1933年复办铁樵函授医学事务所，受业者千余人。著有《群经见智录》等24部医学著作，有独特新见，竭力主张西为中用，是中国中西医汇通派代表医家，对中医学术的发展有一定影响。

本书是"铁樵函授中医学校"培训教材之一，成书于1924年。恽氏结合中西医对妇女生理、病理方面的论述，提出各种妇科病证的治疗。本书载经候总论、月经病11种、治经选方48首、带下总论及治带选方27首、崩漏总论及治崩选方24首、妇科杂病论及杂病方35首。全书略于基础理论而详于临床运用。恽氏在本书续论中写道："兹为学者便利起见，博采诸家学说，以王宇泰《证治准绳》为蓝本，上至《千金方》《巢氏病源》，下至盛清诸家，加以剪裁，间附鄙说，期于简要，有当实用。又，吾所为，颇自具锤炉，学者勿以钞胥等闲视之，则于此道当收事半功倍之效。"此段可作为本书内容最好的说明和概括。

此次依据《药盦医学丛书》1949年上海新中国医学出版社铅印本进行点校整理。

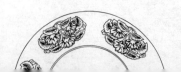

目录

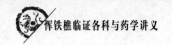

绪　论

读吾书者，知吾所著书，重疾病之形能，生理之形能。虽未可云精深，盖具有纲要矣。古人有言：苟知其要，一言而终；不知其要，其道无穷①。夫云一言而终，原不免失之太简。吾书处处从根本解决，读者于病理有所领会，自不难执简御繁。所当注意者，经验效方耳。妇人科鄙人所知者不多，故学理方面，仅就妇人特有之病，言其大略。其疾病生理之形能，已散见所著各书，不暇多详，可以隅反。故本编所述，多列效方。

我国医籍，说理多不明了。晋以前文太古而书有残缺，晋以后语既肤浅，头脑复颟顸②。儿科、妇科现存者无宋以前书籍，故病理无可言者，而妇科尤甚。良以妇人多隐曲，又向无生理解剖，乃益无学理可言。是故《千金方》中，大都有方无说。金元以后，无不简略。傅青主在明末享盛名，陆九芝特采其女科两卷入《世补斋医书》之中，以为女科善本，无逾此者。今观其书，全无学理，则此科一向晦盲否塞，甚于其

---

①　苟知其要，一言而终；不知其要，其道无穷：《灵枢·九针十二原第一》有"知其要者，一言而终，不知其要，流散无穷"。

②　颟顸（mānhān）：指糊涂，不明事理。

他各科，不待言矣。今兹所言，仍略参西说，证之经验，较之他科，虽较简略，本吾之说，以读古书，则少疑义。以临床诊病，则不啻读书，原非谓即此可以自划也。

妇科所以特异者，全在生殖。观阉宦之为中性，则知生殖器既异，全体生理悉异；又观童稚，男女之差别甚微，则可推知男女之所以异者，不在藏府，而在腺体；又观男女生殖腺发育成熟者，则男子有精，女子有月事，其未成熟者则否，乃知《内经》所谓"天癸"，即指生殖腺，所谓"天癸至"，即是指此腺之成熟。

在西国，生理家言月事者为子宫与输卵管所流之黏液与血液，乃因下腹骨盘有交感神经节，以调节血行，而血之循环运行在生殖器血管中，因紫血回流较迟于赤血输送之故，常有剩余，故至一定时期，而使血管充血，致行经之期，则子宫黏膜变厚而软，子宫腺肿大，此时血管中紫血之回流愈较赤血之输送为迟，致子宫黏膜表面毛细管充血亦愈甚，赤血球乃从管壁渗漏而出，因有神经司调节之故，子宫腺乃愈增分泌之作用，而生过多之黏液，此黏液与血液相合，乃月经也。居温带之人，大多数十四岁而有月事。行经之期，大多数以二十八日。至何故必十四岁，何故必二十八日，西人未有定论。今根据《内经》之意，谓生殖腺成熟而后有月经，乃至真确之事实也。

女子天癸至，月事下，则两乳发育。孕则乳黑，产则经阻潼①流，此生殖腺与乳腺关系之显然可见者。患狐臭者，腋下腺分泌物为之也；患口臭者，唾腺分泌物为之也。此两种病，童年恒不甚显著，迨男至二八，女至二七，则此两种病乃与天癸俱来，此生殖腺与腋下腺唾腺关系之显著者。音带发音与喉头扁桃腺有密切关系，无论男女，天癸既至，喉音辄宽，而童伶之倒仓者，恒由于未至青春期而斫丧太早，此生殖腺与喉头扁桃腺关系之显著者。瘰疬，西人所谓七腺病者也，初起时项下起核三五枚，相连如贯珠，溃则不易收拾，《千金》谓之蝼蛄漏，其地位乃甲状腺及其旁小腺为病。凡患此者，其病初起即不月，是生殖腺与甲状腺关系之显著者。肝藏为纯粹腺体，肝气条达者，月事以时下；肝郁者，经行不调；肝气横逆而病者，多不下。男子肝郁甚深者，亦往往患阳痿，此肝藏与生殖腺关系之显著者。故吾谓全身各腺，皆有连带关系。观其此崩彼应，直是一个系统，特其中细微曲折，尚未大明耳。

女子之与男子异者在生殖，病之无关生殖者与男子同治，病之关系生殖者与男子异治。然则所谓妇科者，界说不烦言而可定也。生殖之种种病症，其主要在月经。月经之来原，其主要为生殖腺。而就形能言

---

① 潼（tóng）：云起的样子，引申为盛多。

之，遍身各腺体之交互关系，彰彰可见，则谓之一个系统，亦不为过。诸腺以肝为最大，是肝藏者，腺体之主脑也。肝又为藏血之藏，遍身血液供求不相应时，赖其所藏，以资调节。是不但就腺体言，肝与月事有关，即就血液言，亦与月事有关。又《灵枢》《素问》皆言冲脉为诸经之海，藏血最多；《灵枢》则谓冲脉起于胞中。凡冲气上逆之病，女子所恒有者，逆则月事不行而头痛，而冲气上逆之证，类皆上盛下虚，荣气少而肝王，是生殖腺、子宫、月经、血海、冲脉、胞、肝藏，种种名目虽异，汇诸说而观之，其理皆通也。因此之故，所以妇科治病，以肝为主。吾始见妇科调经，皆主疏肝，而无有说明其理者，征之实验，又确有肝病见证，投以疏肝之药，亦有特效。而其理难明，询之老于医者，仅言女子善怀，女子多郁，故当治肝。鄙意以为此其说不圆满。沈金鳌《妇科玉尺》序文竟谓女子以身事人，性多躁；以色悦人，性偏妒。此其说之不通无价值，更不待言。必如吾说，然后可以涣然无疑义也。此义既明，妇科治法，触处可以迎刃而解。兹为学者便利起见，博采诸家学说，以王宇泰《证治准绳》为蓝本，上至《千金方》《巢氏病源》，下至盛清诸家，加以剪裁，间附鄙说，期于简要，有当实用。又吾所为，颇自具锤炉。学者勿以钞胥等闲视之，则于此道当收事半功倍之效。本编所辑，起调经，迄产后，其伤寒、温病、杂病与男子

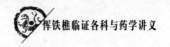

同治者，皆不赘述。

《证治准绳·女科》序文云：孙真人著《千金方》特以妇人为首，盖易基乾坤，诗首关雎之义。其说曰："特须教子女学习此三卷妇人方，令其精晓，即于仓猝之秋，何忧畏也"。而精于医者，未之深许也。唐大中初，白敏中守成都，其家有因免乳①死者，访问名医，得昝殷《备集验方》三百七十八首以献，是为《产宝》。宋时濮阳李师圣得《产论》二十一篇，有说无方，医学教授郭稽中以方附焉，而陈无择于《三因方》评其得失确矣，婺医杜荍②又附益之，是为《产育宝庆集》。临川陈自明良甫以为诸纲领散漫而无统，节目阙略而未备，医者局于简易，不能深求遍览，有才进一方不效辄束手者，有无方可据，揣摩臆度者，乃采摭诸家之善，附以家传验方，编辑成篇，凡八门，门数十体，综二百六十余论，论后列方，纲领节目，灿然可观，是为《大全良方》。《良方》出而闺阃③之调将大备矣，然其论多采《巢氏病源》，什九归诸风冷，药偏犷④热，未有条分缕析其宜否者。近代薛己新甫，始取良方增注，其立论酌寒热之中，大抵依于

①　免乳：意为生育。免，通"娩"。
②　杜荍：宋代医家。婺州（今浙江金华）人。生平欠详。其部分之学术经验，附益于《产育宝庆集》。
③　闺阃：是指妇女居住的地方，借指妇女。
④　犷（Guǎng）：猛，恶。

养脾胃，补气血，不以去病为事，可谓救时之良医也。已第陈氏所辑，多上古专科禁方，具有源流本末，不可昧也。而薛氏一切以己意芟除变乱，使古方自此淹没。余重惜之，故于是编，务存陈氏之旧而删其偏驳者，然亦存十之六七而已。至于薛氏之说则尽收之，取其养正为主，且简而易守，虽子女学习无难也。云云。王氏此序，于女科各书粗具源委，其所论列，皆学者所当知，故备录之。至其理论，揆之学理，实多未妥。试申吾意，供后来之探讨。凡为名高者，为个人之私言；为明理者，为天下之公言。吾说不必便是，而用意则公而非私。学者本吾意以治医，于古书当知所别择，而似是而非之曲说，不能淆听闻也。王氏于《千金方》，而曰精于医者未之深许。又云陈氏所辑，多上古专科禁方，具有源流本末而不可昧。夫真正之上古专科禁方，胥在《千金方》中。若真知源流本末不可昧，岂有精于医而敢薄《千金》之人？特《千金方》颇不易用，浅人而用大方，犹之稚子而持利斧，此吾治自己之病躬自尝试而知之。然则彼薄《千金》者，乃自身之医术未精耳。其于薛氏，多其养脾胃补气血，而云立论酌寒热之中，此说大可商榷。丹溪东垣，医非不精，而中国医术之退化，实由于朱、李之学盛行所致。东国当明万历间，有留学我国，得丹溪学说以归者，用之百年而吉益东洞出，悉反时师所为，以仲景之学为主。于是彼邦学者，靡然风从，谓前此

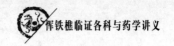

医界奄奄无生气，皆滋补之说为之厉也。据此，则养脾胃补气血之无益于医，灼然可见。又序文有云："不以去病为事，可谓救时之良医"，此言尤属无理。试问既为医生，不事去病，将以何者为事？养脾胃补气血，不事去病，得毋以敛钱为事乎？去病之药，施之不当，坏象立见；滋补之药，能杀人而不任咎。苟不能灼知病理，则去病之药不能用也。《千金方》之可贵，亦即在此。王氏非之，真能读书者，不当如此。

经候总论

《准绳》云：冲为血海，任为胞胎，二脉流通，经血渐盈，应时而下，常以三旬一见，以象月盈则亏。若遇经行，最宜谨慎，否则与产后相类。若被惊恐劳役，则血气错乱，经脉不行，多致劳瘵等疾。若逆于头面肢体之间，则重痛不宁。若怒气伤肝，则头晕、胁痛、呕血，而瘰疬痈疡。若经血内渗，则经行淋沥无已。薛氏云：血者，水谷之精气也，和调五脏，洒陈六腑，在男子则化为精，在妇人上为乳汁，下为血海。故虽心主血，肝藏血，亦皆统摄于脾，补脾和胃，血自生矣。凡经行之际，禁用苦寒辛散之药。

铁樵按：脾亦腺体，倘吾说而信，全体之腺皆一个系统，宜乎肝脾有连带关系，即肝与脾皆与经有密切关系。其统血之说，当是任脉。

调经

经黑

经不调色黑：川芎、当归、白芍、生地、黄芩、黄连，为末，醋糊丸服。

铁樵按：原文云：四物四两，芩连各一两。此方分量殊妥未当，川芎性上行，通常用当当归四之一；川连多服，则苦寒化火，只能当当归十之一。即当归一两，川芎当二钱半，川连当一钱也。若举陷或安胎，川芎不妨略多，川连总不宜多。

经黑、渴倦、气短、色黑，脉不匀似数：赤芍五钱，香附五钱，黄檗三钱，炒黄芩三钱，甘草二钱。为末，醋丸，白汤下五六十丸。

经阻二月忽行，小腹痛有血块色紫：白芍五钱，白术五钱，陈皮五钱，黄芩二钱，川芎二钱，木通二钱，甘草少许。

经或前或后，色紫，口苦，两腿外廉麻木，有时痒，生疮，大便闭。麻仁二两，桃仁二两，芍药二两，枳壳五钱，白术五钱，归尾五钱，威灵仙五钱，诃子肉五钱，生地黄五钱，陈皮五钱，大黄七钱。研末，粥丸梧子大，白汤下五六十丸。

铁樵按：以上皆言经黑者，采自朱丹溪医案。朱云：血为气之配，气凝则凝，气滞则滞。往往见有成

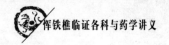

块者，气之凝也；将行而痛者，气之滞也；来后作痛者，气血俱虚也；色淡者，亦虚而有水混之也；错经妄行者，气之乱也；紫者，气之热也；黑者，热之甚也。今人但见紫者、黑者、作痛者、成块者，率指为风冷，而行温热之剂，则祸不旋踵矣。病源良由论月水诸病，皆由风冷乘之，宜其相习而成俗也。（此下有黑为北方，水热甚则兼水化等语，甚为无谓，删去不录。又，丹溪亦有妇人性执见鄙等语，均从删。）

王肯堂于此节加注云："冷证外邪初感，入经必痛。或不痛者，久则郁而变热矣。且寒则凝，既行而紫黑，故非寒也。"此说较胜。然寒热虚实，要自有种种证据，何得作如此臆度语。经之颜色，仅凭病者自述，据其所述，以辨寒热，宁足为训？黑与淡与红，自是不同，不可不问，却不能仅据此一节以定用药方针也。所谓证据者，即吾人平日所探讨之医理。例如月经不调，病缘于肝。肝气条达，则胃健而意志发舒，自无月经不调之患。若肝郁，则胃纳减，而月事不以时下矣。所谓条达者，谓肝气能下行也。肝气下行，不但胃健，大便亦以时行，而头目清楚。所以郁者，谓上逆也。肝气上逆，不但胃家消化不良，大便且苦燥结，而头目则眩晕昏耄，而脉则弦，更辨之于面色，辨之于舌色，灼然可见。有人于此，经不调色黑，假使脉弦、头眩、目耄、便闭、消化不良，则可以断定是因肝郁之故，然尚未可以断定然也，其人体瘠而精神王，则为火重阴虚之体质，经所谓能冬不能夏者。黑为瘀，瘀者当通，阴虚火重之人，自当于通药之中兼用凉药。若其人虽因肝郁，而别有寒因，如本不腹痛，当经行之顷引冷，如多食瓜藕梨橘之类，遂腹痛而经紫黑，此其人本因火重，平素引冷，已成习惯，值经行时，不能自禁，遂有此病，是虽阴虚火重，而局部则寒，则当于清药之中参用温药，所谓清上、温下者是也。又化热云者，乃阴阳胜复之事，体温为病者，最宜注意。若郁血，正未必化热，是王说亦可商。以上所说，仅举一例，若必欲详为之说，则更仆不能尽，此所谓活法在人。吾侪治医，临床之顷，当前之病人有种种证据，平日之书本有种种学理，最忌囫囵整个，如混沌未凿而无窍，若能将病证与学理，条条比附，层层商榷，操之既熟，其效如神。

经淡

丹溪云：经色淡者，气血俱虚也，宜八物汤。如见他证，随证加药。

楼全善云：妇人年四十八，因有白带，口渴，月经多，初血黑色，后来血淡，倦怠，食少，脐上急者，用白术、木通、砂仁、白芍、枳壳、炙草、陈皮、黄芩、红花，煎汤下保和丸三十粒，抑青丸二十粒神效。

（抑青与左金同。左金丸：吴萸一，黄连六；抑青丸：萸、连等分。）

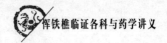

经多

王肯堂云：经水过多，为虚热，为气虚不能摄血，宜四物加黄芩白术汤。

一妇人脉弦大，形肥，初夏时，感倦怠，经来甚多。丹溪云：此气弱，气不足摄血，故行多，予人参、白术、黄芪、陈皮、甘草而愈。

经少

王肯堂云：经水少，为虚为涩。虚则补之，涩则濡之，宜四物加葵花汤，即四物汤加葵花，红花，见愁血①。

铁樵按：涩字濡字，均稍费解，四物加葵花汤是行经药。则所谓涩，谓经行不畅耳。健体偶因感寒停

---

① 见愁血：当是"见血愁"或"血见愁"。见血愁，别名大唇见血愁、海蚌念珠、叶里藏珠、人苋、见血愁、海蚌含珠、撮斗装珍珠、叶里含珠、野麻草；作用有清热解毒，消积，止痢，止血。血见愁，大叶藜、杂配藜、杂灰藜、大叶灰菜、八角灰菜，为藜科植物大叶藜的全草，性味甘，平功于止血，活血，用于治月经不调，崩漏，咯血，衄血，尿血，疮痈肿毒。另有，柳叶见血飞，别名见血愁、见血飞、大舒筋活血、辣药。毛茛科铁线莲属植物五叶铁线莲，味辛，性温，功能于祛风除湿，温中理气，散瘀止痛，用于治疗风湿关节疼痛，跌打损伤，扭挫伤，胃痛，痛经，偏头痛，神经痛，面神经麻痹，鱼骨鲠喉。柳叶见血飞，此"见血愁"不是恽氏"见愁血"。再有大唇见血愁，唇形科，是否药用不详。

食而经少，第去其病，第二月能自恢复；若因郁怒，当疏达肝气；因虚而经少，必有甚显之证据，酌量进补必效。丹溪补法，四物倍熟地、当归。

经一月再行

王肯堂云：观《金匮》土瓜根散，乃破坚下血之剂，则经不及期，有瘀血者矣。欲知瘀血有无，须以小腹满痛与否别之。土瓜根方为：土瓜根、赤芍、桂枝、䗪虫等分，酒服方寸匙，日三。

铁樵按：经月一再行，属瘀者甚少。如其是瘀，不但小腹满痛，其经行必甚少也。通常多属血热妄行。凡属血热妄行者，其舌必绛，味必苦，口必渴，必兼见肝王而体瘠，宜四君子加冬地归芍陈皮。

月经过期

丹云：过期、色淡者，痰多也，二陈汤加芎归。过期色紫有血块者，热也，必作痛，四物加香附黄连。

薛云：经过期有因脾经血虚者，宜人参养荣汤。有因肝经血少者，宜六味地黄丸。有因气虚血弱者，宜八珍汤。

月经不调气上逆

《济生方论》云：经有所谓七气者，喜怒忧思悲恐惊是也。有所谓九气者，七情之外，益以寒热二证

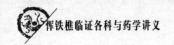

而为九也。盖人身血随气行，气一壅滞，则血与气并，或月事不调，心腹作痛；或月事已行，淋沥不断；或遵腰胁或引背上下攻刺，吐逆不食，甚则手足搐逆，状类惊痫；或作寒热，或为瘕，肌肉瘦削。凡如此者，其气皆上逆。

铁樵按：肝胆肠胃皆下降。七情为病，则胆能上逆，肝亦上逆；肝胆既逆，胃亦上逆；心阳不呈者，肾水亦能上逆；阴虚不能涵火者，冲气亦上逆。凡上逆，当审其何证而调之，忌镇坠压抑。不知此而贸然用代赭、沉香等药，冀得收效，病必增剧。

经不行骨蒸潮热

万全云：经闭而骨蒸潮热，脉虚，用增损八物柴胡汤。热甚服此不平者，加干姜灰神效。经闭发热咽燥唇干脉实者，四物凉膈散。

经不行血枯血隔辨

张介宾曰：血枯血隔本不同。隔者阻隔，枯者枯竭。阻隔者，邪气隔滞，血有所逆也。枯竭者，冲任亏败，源断其流也。凡妇女病损至旬月半载之间，未有不经闭者，正因阴竭，所以血枯。枯之为义，无血而然。故或羸弱，或困倦，或咳嗽，或血热，或饮食减少，或亡血失血，及一切无胀无痛无阻无隔而经不至者，皆血枯经闭之候。欲其不枯，无如养荣；欲以通之，无如充之。沈金鳌云：此诚要义，医者不察，甚有专以桃仁红花通利为事，岂知血滞者可通，枯者不可通乎。

经血暴下

成无己云：妇人年五十以上经血暴下者，大都因暴喜暴怒、忧结惊恐所致。切不可作冷病治，用峻热药必死，只可用黄连解毒汤以清于上，更用莲壳炭、棕皮炭以渗于下，然后用四物加延胡索散凉血和经之药是也。

经行腹痛

张从政曰：经来腹痛，由风冷客于胞络冲任，或伤手太阳少阴经，用温经汤、桂枝桃仁汤；若忧思气郁而血滞，桂枝桃仁汤、地黄通经丸；若血结成块，万病丸。

铁樵按：万病丸不可用，说详方后。

刘守真曰：气冲经脉，月事频并，脐下痛，芍药六合汤；若经欲来，脐腹绞痛，八物汤。

丹溪云：经过作痛者，虚中有热也；经将来作痛者，血实也，四物加桃仁黄连香附；临行腰痛腹痛，乃郁滞，有瘀血，四物加红花、桃仁、蓬术①、延胡、

① 蓬术：即蓬莪术，又别名蓬莪茂、莪药、蓬莪莪、广茂、蓬术、莪莪、蓬莪、羌七、广术、黑心姜、文术，为姜科植物莪术的根茎。

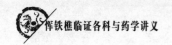

木香、香附；发热加黄芩、柴胡；紫色成块者，热也，四物加黄连、柴胡；经行微少，或胀或疼，四肢痛，四物加延胡、没药、白芷，为末。淡盐汤下；经不调，心腹疼痛，只用芎、归二味，名君臣散；经欲行，脐腹绞痛，四物加延胡、槟榔、苦楝、木香。

张介宾曰：凡经期有气逆作痛，全滞而不虚者，须顺气，宜调经饮；甚者，排气饮；气血俱滞者，失笑散；若寒滞于经，或因外寒所逆，或平日不慎寒凉，致凝聚作痛而无虚证者，须祛寒，宜调经饮加姜桂吴萸或和胃饮；若血热血燥涩滞不行作痛，加味四物汤或保阴煎去续断加减；若痛在经后，多由血虚，宜八珍汤。然必察其寒热虚实，以为佐使自效。其有余滞未行者，决津煎最妙。

治经选方

小柴胡汤：柴胡、黄芩、人参、法半夏、生姜、红枣，治妇人经病发热者用此加减最妙。

二陈汤：陈皮、半夏、茯苓、炙草，多痰气带者宜之。

八珍汤：参、苓、术、甘、芎、归、芍、地，治气血两虚。

调经汤：当归、延胡索、白术、香附、川芎、陈皮、丹皮、甘草、益母草、白芍、生地，经行日，食前服。治瘀积经闭。

逍遥散：当归、白芍、柴胡、白术、茯苓、甘草，治血虚经闭。

必效散：棕皮炭、木贼炭各一两，麝香五分。每服一钱匙，开水下，食前服。治经不调及崩漏。

大温经汤：当归、川芎、人参、阿胶、桂心、白芍、吴萸、丹皮、炙草、麦冬、半夏、生姜，治崩中经闭，产后停瘀，凡属寒者悉治之。

八物汤：四物汤加延胡、苦楝子、木香、槟榔，治临经腹痛。

和血通经汤：当归五钱、三棱三钱、蓬莪术三钱、木香二钱、熟地三钱、桂心五分、红花二钱、苏木三钱，研末，酒下一钱，日二次。

艾附丸：蕲艾二两、香附半斤、当归二两，附归两味，半酒炒，半醋炒。气闷、气痛，加枳壳、陈皮各二两；瘠弱，加人参一两、白术二两、茯苓二两；身热，加柴胡二两。研末，醋丸，每服三钱。治气滞经阻。

苍术香附丸：苍术、三棱、神曲、厚朴、生地、莪术、当归、香附各二两，明矾四两。治气郁成块，每服一钱。

归尾丸：槟榔、秦艽、归尾、延胡索、木香、桃仁、丹皮、干姜炭。治血结成瘕，研末丸，每服二钱。

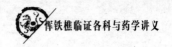

破结丸：琥珀、延胡索、降香、五灵脂炒、莪术、牛膝各五钱，桃仁、归尾各一两，桂心、血竭各三钱。治经闭由过食生冷者，每服二钱。

凉血调经丸：黄芩、黄柏炒、枸杞、鳖甲、榆皮，治血热经闭。

香附芎归丸：川芎、当归、香附、白芍、蕲艾、熟地、麦冬、杜仲、橘红、甘草、青蒿，治行经后期。

胶艾丸：香附、生地、枳壳、白芍、砂仁、艾叶、阿胶，山药糊丸，治行经后期。

越鞠丸：香附、苍术、川芎、山栀、山楂、神曲，治肝郁气滞、膈胸痞闷、腹胀、不思饮食、吞酸嗳腐、女人经病。

桃仁承气汤：桃仁、桂心、甘草、芒硝，通经。

黄连解毒汤：黄连、黄柏、黄芩、山栀，治经血暴下。

补气固经丸：人参、炙草、茯苓、白术、黄芪、砂仁。治经病气虚。

姜棕散：棕皮炭一两、炮姜二钱，研末，酒煎乌梅汤下。治虚寒崩漏。

芩心丸：黄芩心二两，醋浸七日，炙干，又浸七次，醋糊丸，酒下。治年老经行不止。

琥珀丸：黄芩、香附、当归、川芎、三棱、琥珀，等分饭丸。每服一钱，食前服。

万病丸：干漆，即生漆之干者，炒令烟尽，牛膝酒浸焙，各一两，研末，用生地二两打碎绞汁，熬至可丸，每服五分空心米饮下。治经阻绕脐痛。

铁樵按： 干漆破血，牛膝则引药向下。凡瘀不定在下，此丸名万病，殊失实，曾遇老女科用此致不可收拾，而求鄙人挽救，故不可用。

柴胡抑肝汤：柴胡、赤芍、丹皮、青皮、连翘、生地、地骨皮、香附、苍术、山栀、川芎、神曲、甘草。治寡居独阴，寒热似疟，经阻不行。

半夏麦①通汤：白术、茯苓、木通、半夏、甘草。治气痛。

黄连白术汤：黄连、白术、陈皮、丹皮、木通、茯苓、山萸、人参、炙草。治月经来止多少不匀。

失笑散：蒲黄、五灵脂。每末二钱，醋调膏，开水冲服。治月经时行时止心痛。

加味四物汤：四物汤加柴胡、丹皮、山栀。治血热。

抱胆汤：黑铅、水银、朱砂、乳香等分，先铅化，入水银，候结砂子，再下后二味，柳木槌研匀，丸芡子大。每服一丸，冷水下。病者得寐，勿惊。治室女经乍行时，受惊而闭，并治男女一切惊恐风狂，神效。

铁樵按： 此是镇坠之剂，有大毒，勿轻用。

菖蒲饮：人参一钱、菖蒲一钱、茯神一钱、远志八

---

① 麦：指"麦冬"，但方中组成无"麦冬"，疑有脱漏，待考。

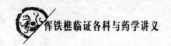

分、麦冬三钱、山药三钱、珍珠三分、琥珀三分、金箔一片、胆星一钱、牛黄二分、元寸①五厘、天竺黄六分、雄黄二分、朱砂二分。治因惊经阻，每服末一钱匕。

星芎丸：胆星、香附、川芎、苍术，等分研丸。治痰多经阻。

红花散：当归、没药、红花、桂心、赤芍、苏木、青皮。治气滞经阻而腹痛者。

茄子散：黄茄子一味，阴干为末，酒下。

交加地黄丸：生地、老姜各一斤，捣汁存渣，延胡、当归、川芎、白芍各二两，没药、木香各一两，桃仁、人参各五钱，香附半斤，共研末，用姜汁浸地黄渣，地黄汁浸姜渣，晒干研末，共十一味合研细，醋糊丸。空心姜汤下，每日三钱。治月经不调，血块，气瘕腹痛。

桂枝桃仁汤：桂枝汤加生地，桃仁。治经前腹痛不可忍者。

延胡索汤：延胡索、当归、赤芍、炒蒲黄、官桂各五钱，姜汁炒黄连、木香、乳香、没药各三钱，炙草二钱。研粗末，每四钱加姜五片煎服。如素患吐逆加半夏、橘红各五钱。治室女七情伤感，致血与气并，心腹作痛，或连腰胁，或引背脊，上下刺痛，甚则作

---

① 元寸：麝香的别称，为鹿科动物麝香囊中的分泌物。性味辛，温。入心、脾经。功效：开窍回苏，活血散结，催产下胎。

搐搦，经候不调。凡一切经病，血气疼痛，并可服之。

铁樵按：官桂与猺桂迥殊，通常皆用猺桂，猺桂价昂，且不可煎，亦无用至数钱之理。此既煎服，当是官桂，非猺桂。但官桂向不入煎剂，似当减少分量，用猺桂为是（照本方他药之分量用猺桂至多一钱）。

七制香附丸：香附米十四两，分为七份，一同当归二两酒浸，一同蓬术二两童便浸，一同丹皮艾叶各一两米泔浸，一同乌药二两米泔浸，一同川芎延胡各一两水浸，一同红花乌梅各一两水浸。各浸春五夏三秋七冬十日，晒干，只取香附研末，以所浸药汁泛丸，临卧酒下五六十丸。治月事不调，结成癥瘕，或骨蒸发热。

琥珀调经丸：香附一斤，分两份，一用童便，一用醋，各浸九日。和净熟艾四两，米醋一斤，砂锅内炒干研末。另琥珀一两，川芎、当归、熟地、白芍、生地、没药，各二钱，各研末，更与前香附末和合研，醋和丸，每服三钱。治妇人胞冷，能调经种子。

当归散：当归、赤芍、刘寄奴、枳壳、延胡索、没药，等分研丸。治妇人积瘀痛，小便刺痛，四肢无力。每服二钱，酒下，不拘时。

柏子仁丸：柏子仁炒另研、牛膝、卷柏、泽兰、川断、熟地，各药研末，同熟地、柏子仁捣如泥，和蜜丸。治血虚有火，月经耗损，渐至不通，日渐羸瘦，而生潮热。兼治室女思虑过度，经闭成痨，宜与泽兰

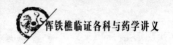

汤同服。

泽兰汤：泽兰三两，当归、白芍各一两，甘草五钱。研粗末，每用五钱并服。

芎归丸：人参、当归、川芎、茯苓、吴萸、桔梗、厚朴、白芍各二两，水煎分三服。治妊娠中寒，心腹痛如绞。

和胃饮：厚朴、陈皮、炮姜、炙草。治孕妇胃寒，正气未虚，胎气上逼者。

保阴煎：生熟地、白芍、山药、川断、黄芩、黄柏、生草各一钱，食远温服。治胎气不安属热者，亦治产后淋沥不净。

决津煎：当归、泽兰、牛膝、肉桂、乌药、熟地（气血虚弱者不用乌药）。治产去血过多，无外感者。亦治胎气已动，去血多，势难保留者。

人参养荣：八珍去川芎，加黄芪、陈皮、桂心、五味子、远志肉。治气血俱虚，虚热形寒。

保和丸：山楂、半夏、橘红、神曲、麦芽、云苓。和血行经，兼治食积、痰饮、吞酸、腹痛。

带下总论

带为妇人月经之一种分泌物。经为必有之物，带非必有之物。然妇女有此者为多，尽有健体无病而患此者。种类甚多：最普通者，为白色之液；有为量甚多，而腥臭特甚者，则名为白淫、白崩；有黄色甚臭者，则属淋病。西医藉以病灶分之，则有膣①炎、子宫炎、卵巢炎等。病因某处炎肿，则某处分泌物增加，我国则统谓之带下。西国虽于病位较详，而我国对于此等病之治法，却多特效。此中盖有两种原因：其一，西国科学之观念胜，故恣意研求图形解剖，不厌其详。我国则礼教之习惯深，凡西国人所能为者，皆为我国社会习惯所不许，以故医者对于此种病病灶所在，不能详言。其二，我国医术，本以形能为主要，既讲形能，则方法与实地研究之医学完全不同，故不必知病灶所在，而能有良好成绩。按《灵》《素》谓带脉如带，横束于腰，凡妇人患带者，其腰必酸，是就形能说，乃带脉为之病源。此带下之所以名也。

沈云：带下之因有四：曰气虚，脾精不能上升而下陷也；曰湿热、曰痰，流注于带脉，溢于膀胱，故下液也；曰内伤，五藏受病，故五色带下也；曰风寒下受，入于胞门，中于经脉，流传藏府，因带下也。沈氏所说，自是根据旧籍，然不必尽确。即就形能说，亦当有更精密之研究乃得，此则学者以后之责任。究源竟委，今兹尚有未遑。至于带下白色者，谓属于气分；红色者，谓属于血分，则犹是头脑巅顶之谈，不

①　膣：宫颈。

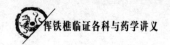

足与言进化。故一切旧说，概屏不录，录其病名与方药，庶几临床诊脉时，知所应付尔。

通常带下，属湿热，属虚寒，多由肝郁。湿热盛者，属肝属脾；虚寒甚者，属肝属肾。肝宜疏达，脾宜升燥，肾宜补涩。有色如浓米泔者，湿热甚也，宜苍白术、黄芩、黄柏、半夏、车前、升麻、柴胡；有状如鸡子白者，腰腿面浮肿，脾肾虚也，宜归脾汤、八味丸；又有忧患恚怒，伤损心脾，血不归经，则患赤白带下，当疏肝补脾，宜补中益气汤加茯苓、枣仁、山药、苍术、黄柏、麦冬、杜仲、牡蛎、牛膝、海螵蛸；若阴虚火盛，以滋阴清火为要，宜六味丸加五味子、枸杞、黄柏、车前、菟丝子。

白带腥臭，多悲不乐，见阳气虚衰证者，宜附、桂；赤白带下，脉沉微，腹中痛，阴中亦痛者，为子宫虚冷，宜元戎六合汤；白带久不止，脐腹冷痛，阴中亦痛，经漏不止，或因崩后脉弱无力而痛，皆属大虚，宜东垣固真丸；产后去血多，经水不调，白带如倾，淋沥臭秽，属大虚，宜卫生汤；脉数，赤白带下者，热也，宜枸杞、生地；阴虚烦热，赤白带下，或七情所伤，脉数带下属热，宜二黄三白丸、白芷散或益母草末酒服；肥人带下，阴中痛，身黄，皮缓，体重，湿也，宜升麻燥湿汤；湿而挟热，大便或泄或闭，小便少，脉数而气盛，湿热也，宜十枣汤；身半以下恶寒，带下如鸡子白，脾肾虚惫也，宜补骨脂丸加肉桂；赤白带下，面黄肢弱，月事不调，下液如栀子汁，如屋漏水，属虚寒，宜血虚带下方。

成无己曰：东垣谓血崩久则亡阳，故白滑之物下流，未必全由于带脉，亦有湿痰流注下焦，或肾肝阴淫之湿胜，或因惊恐而木乘土位，或因思慕而为筋痿。戴人以六脉滑大，而为宣导之法，泻其实也。东垣以脉细沉紧或洪大，用补阳调经，责其虚也。丹溪用海石南星椿根皮之类，乃治其痰也。窃谓前症皆当壮脾胃升阳气为主，佐以各经见症之药。色青属肝，小柴胡加山栀防风；湿热壅滞，小便赤色，龙胆泻肝汤；肝血不足，或燥热风热，六味丸。色赤属心，小柴胡加山栀、当归；思虑过伤，妙香散。色白属肺，补中益气汤加山栀。色黄属脾，六君子加山栀柴胡；不应，归脾汤。色黑属肾，六味丸；气血俱虚，八珍汤；气血下陷，补中益气汤；湿痰流注，前汤加茯苓、苍术、黄柏；气虚痰饮下注，四七汤送六味丸。不可拘肥多痰、瘦多火，而以燥湿泻火药轻心掉之。

武之望曰：白婬一曰物婬，如白精之状。又有日夜津流如清米泔或如黏胶者，谓之白崩，与白婬略同，多由忧思过度所致，用平补镇心丹；思虑伤脾者，四七汤下白丸子；痞闷少食者，沉香降气汤；劳伤肾气、心肾不交者，金锁正元丹。

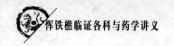

治带选方

胶艾四物汤：四物汤加阿胶、艾叶。治赤带。

桂附汤：肉桂一钱，附子二钱，黄柏、知母各五分。如食少常饱，有似腹胀，加白芍五分；不思饮食，加五味子二十粒；烦恼面上麻木如虫行，乃胃中元气极虚，加黄芪二钱、人参七分、炙草三分、升麻五分。[原注] 此方乃阳气极虚，用知柏为引，升降阴阳，治白带腥臭，多悲不乐，大寒。

铁樵按：面上麻木如虫行，乃内风。若言生理，乃面部浅在感觉神经钝麻，绝非胃中元气虚实关系，亦绝非参芪甘草能治之病。且人参七分，无济于事；升麻五分，则嫌太重。皆不可为训。此等皆属以讹传讹，不可为训，非纠正不可。类此者甚多，不过不易觉察。若《寓意草》中之旋覆代赭，亦属此类，而为害较烈。

元戎六合汤：四物汤加附子，肉桂。治赤白带下，脉沉微，腹痛或阴中痛。

东垣四真丸：白石脂煅一钱，柴胡一钱，酒煮龙骨飞二钱，酒洗当归三钱，干姜炮四钱，黄柏、白芍各五分。末丸，每服一钱，带饥时服沸汤下，少顷以粥压之，忌生冷硬物。治白带大下不止，脐腹痛，寒如冰，阴中亦然，目溜火，齿恶热。

卫生汤：白芍、当归、黄芪、炙草。治带下由于热者。

二黄三白汤：酒炒侧柏、川连、黄柏各五分，白石脂、醋炒香附、白术、白芍各一两，椿根皮二两。治同上。

铁樵按：照上列药量，是宜丸不宜煎者。

白芷散：白芷一两，海螵蛸三钱，胎发煅一钱。每末二钱，酒下。治赤白带。

补骨脂丸：补骨脂、杜仲、醋煅牡蛎、五味子各三两，车前子二两，艾叶一两。治老年久带。

老年白带方：黄柏、五味子、杜仲各四钱，萸肉五钱，补骨脂、牡蛎煅各三钱，醋炒香附八钱，砂仁、川椒、川芎、茯苓、车前子各二钱，醋炒艾叶一钱，醋化阿胶①五钱，白芍六钱，鹿角胶丸盐汤下。治同上。

血虚带下方：八珍加陈皮、杜仲、黄芪、香附、砂仁、黄柏、知母，蜜丸。

乌金丸：乌头、乌附、莪术、艾叶。共用醋煮，烂捣如泥，再用熟地、当归各四两，白芍、川芎各二两。研末，和前药丸，淡醋汤下。治赤白带下。

赤淋丸：茯苓、生地、黄柏、知母、续断、杜仲、

---

① 胶：原脱，据文义补。

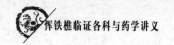

丹参、甘草、白芍。

龙胆泻肝汤：龙胆草、泽泻、生地、车前子、木通、当归、山栀、黄芩、甘草。治带下由于肝经湿热者，其见症胁腹痛，小便涩少，肝王阴亏。

妙香散：人参、炙草、桔梗各五钱，茯苓、茯神、远志、黄芪、姜汁炒山药各一两，朱砂另研三钱，麝香另研、煨木香三钱。每服药末二钱，温酒下。治心气不足，精神恍惚，虚烦少寐，盗汗。亦治阴虚带下。

四七汤：姜夏、苏叶、厚朴、茯苓。治七情郁结成痰，或如梅核，梗于喉中，或中脘停痰气痞，或痰壅气喘，或痰饮呕逆恶心。亦治带下有痰者。

禹功散：黑牵牛头末四两，炒茴香一两，木香一两。每末一钱，临卧姜汤下。治赤白带下当利水者。

芩柏樗皮丸：黄芩、黄柏、樗白皮、川芎、滑石、海浮石、青黛、当归、白芍，醋糊丸。治瘦人多热，因致带下。

芩术樗皮丸：黄芩、白术各三钱，黄柏钱半，樗皮、白芍、山萸各二钱，白芷、川连各一钱，酒糊丸。治孕妇白带。

琥珀朱砂丸：琥珀、木香、当归、没药各四钱，乳香一钱，麝香、朱砂各二分半。水丸芡子大，每一粒温酒磨下。治室女带下。

震灵丹：乳香、五灵脂、没药另研去砂各二两，朱砂飞一两，禹馀粮醋淬捻得碎为度。一名紫金丹，治妇人气血不足，崩漏，虚损带下，子宫寒冷无子。

苦楝丸：苦楝子碎酒浸，小茴香炒，归身，三味等分，酒糊丸，每服二钱。治赤白带下。

酒煮当归丸：归身一两，小茴香五钱，炮附子七钱，良姜七钱，四味研粗末，酒一升半，煮至酒尽时为度，焙干研细末，入炒黄食盐、丁香各五钱，全蝎、柴胡各二钱，升麻根、木香各一钱，苦楝子、炙草各五分，延胡索酒炒四钱，酒煮神曲糊丸。枵腹淡醋汤下，每服二钱，忌油腻酒面食。治白带下，兼治患癫痫，或脚气腰以下冷等症。

解带散：酒炒当归、醋炒香附、白芍、白术、苍术、茯苓、陈皮、丹皮、川芎、延胡、炙草、生姜。治湿热痰郁带下。

侧柏樗皮丸：椿根皮、醋香附、白芍、白术、侧柏叶、川连、黄柏、白芷，米汤丸。治七情所伤白带。

延胡苦楝丸：延胡二分，苦楝子一分，黄柏一分，附子三分，肉桂三分，炙草五分，熟地一钱。治大寒带下。

金锁正元丹：苁蓉、巴戟、胡芦巴各一斤，补骨脂十两，五倍子八两，茯苓六两，朱砂三两，龙骨二两。研末，酒丸，每服钱许。治真气不足，呼吸短气，四肢倦怠，脚膝酸软，目暗，耳鸣，盗汗，遗精及妇人白浊白带等症。

白蔹丸：白蔹、金毛狗脊去毛各一两，醋艾煎汁，

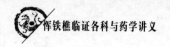

打糯米糊和丸。治室女带下。

崩漏总论

大凡女子自天癸既通而后，气血调和，则经水如期，自无崩漏之患。若劳动、若房室、若忧郁过当，则伤冲任，不能约束其经血，使之如期而下。故或积久，或不须积久，忽然暴下，若山之崩者曰崩，如器之漏者曰漏。

铁樵按：此节文字，非《尊生书》之旧，乃鄙人以意改。作者原文此下有原因六大端，皆含混不可为法，删之。

《素问》曰：阴虚阳搏谓之崩。又曰：少阳司天，初之气，风胜乃摇，候乃大温，其病血崩。

铁樵按：此虽经文，然简之又简，无从知崩之真相。曰少阳司天，风淫候温，则似该上逆之血而言，不必如今日吾人所谓血崩也。

陈自明曰：妇人血崩而心痛甚，名曰杀血，由心脾虚也。若小产去血过多而心痛者亦然。用乌贼骨炒为末，米醋汤调下妙，失笑散亦妙。

铁樵按：杀血字不知何本，杀字无论读入声读去声，皆无正意义。名曰杀血句可删。

严用和曰：妇人平居，经脉调适，冲任二脉，互相涵养，阴阳二气，不相偏胜，则月事时下。若将理失宜，喜怒劳役过度伤肝，肝为血库，伤之则不能藏血于宫，宫不能传血于海，所以崩漏。漏下者，淋沥不断，病之轻者也。崩中者，忽然暴下，乃漏症之甚者也。倘久不止，面黄肌瘦，虚烦口干，脐腹冷痛，吐逆，不食，四肢虚困，甚则为胀为肿者，不治。

铁樵按：此条文字虽不工，而言血崩最是切实完全。其他各说，不过将阴阳虚实，随意翻腾，不如此条切于实用甚远，兹复缀鄙说于下。

血崩之为病，无有初起即崩者。崩之成，皆从漏起，小产亦然。纵因倾跌负重而致动胎，绝无初起即崩山倒海而来者，必先见红，若有若无，继而渐多，继而溃决，涓涓不塞，将成江河。生理与事理竟无二致，至其真相若何，则有可得而言者。古人言奇经最重要者，曰冲任督带。此四种脉可以指实而言者，仅有督脉。督脉从延髓直下，循脊椎至尾闾。任脉则仅云行身之前，而无其物。冲脉亦然。通常恒言冲任为血海，冲与任分合如何，莫得而指名。凡病小腹有气上冲者，谓之冲气上逆；小腹有块忤硬，向上逆作痛者，谓之冲疝。妇人月事不能以时下，则调其冲任，凡此皆冲脉为病，而今日西医则谓是子宫病，卵巢病。《内经》则言冲脉盛，则月事以时下；太冲脉衰，则天癸竭绝，是可知冲脉云者，乃妇人月经分泌之机关，肾脏势力之领土。该子宫、卵巢诸生殖腺而言者也，

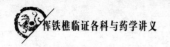

其地位在小腹，其脉络与肝相通。肝气上逆者，月事不调；肝气虚衰者，天癸竭绝。故云肝藏血，而冲为血海，此第就生理与病理之形能说。至其经络相通之路径，真相若何，则不能明了，抑亦非古人所注意。今日西医学知某处是子宫，某处是卵巢，某处内肾，某处肾上腺，某处海绵体，某病之病灶在某处，某腺之功用为某事，其言精矣。然治经血为病，不知治肝；治肝胆为病，不知治脑；治神经为病，不知养血。（如近顷西医治中风，行静脉放血。彼意以为中风是脑充血，放其静脉管中血，则血之充于上者，可以下行。而神经失血为养，愈见不仁，结果甚劣。然静脉放血之法，乃最近三数年中所发明者，假使正告之曰，是不宜放血，彼必不信，因此术乃彼中博士新近发明之创论，经医学会所公认者，汝等中医，乌足以知之，其不听宜也。然近两月中，值两人皆中风，皆经西医放血，结果皆不良。其一为宁波谢窗先生之太太，其二为杉板厂源顺木行主人沈姓。谢太太中风，延西医及余，西医主放血，余因前此未曾见放血之效果，仅言照中医见解，恐不能放血。西医毅然谓放血无害，余即不争执，放后果稍痊。明日再放，又明日放第三次，第一二次每次放血半茶杯，第三次乃得血仅涓滴，而病人发狂，笑啼并作。其先之半身不遂，仅病及运动神经，此时则病及识阈，全脑坏矣。通常中风，即至殒身，亦仅病运动神经而止，必至临命之顷，然后昏不知人。今忽由中风转属颠狂，纵让一步说，颠狂之原因非放血，而放血之无益于中风，已可见矣。沈姓本无病，因无子纳妾，复恣服鹿茸生殖灵则纵欲可想见，年已五十一，至五月初遂猝然中风。至余寓就诊时，其手足尚能动，惟舌咽不灵，涎吐自下，此与风劳鼓病论中敝乡某绅病同。本可延喘数年，然来诊时，已经西医放血，余不敢断言其后来之变化。后其家决计专延余诊，放血之翌日，渐见半身不遂，知识昏蒙，频频呃逆，故决舍西医而就中医。余撰此书时尚在治疗中，能否挽回尚未敢预言也。）凡此皆不知从形能着想之故。生理至微妙，就有迹象处求之，假使无科学器械，简直莫明其妙。今日之科学程度，不为不精，然可知者，大约不过十之六七，故仍多原因不明之处。而中国医法，从病与生理之形能所著以为治，转能题无剩义。所谓"超乎象外，得其环中"，洵非夸语。西医皆承认中药有效，而同时否认中医之学说，又岂知所否认之学说，非中医之精者哉！是故妇人之有月经，乃生殖之预备作用，其储积收放之机关为冲任，其荣枯消长之机枢在肾脏，其根源在肝、脑。是故崩之为病，必先见漏，漏之见，必先冲任中病。冲任之病，不外数种：曰忧郁、曰盛怒，肝病也；曰操心虑患、曰恐怖烦恼，脑病也；曰服食大热之物、曰下受寒湿之气，致冲任不能营运，则因藏气病而冲任病也；曰房室、曰强力操作，则因肾藏病气血病而冲任病也。至治疗之方法，疏肝益肾、扶正去邪。视其见证，大约相火当泻，真阳当补，去痰化湿，当补脾阳。安脑疏肝不离养血，知此者是为知本，选用方药，自能左右逢源。

丹溪治崩，用白芷汤调百草霜末，甚者用棕皮炭，后用四物加炒干姜调理。因劳用参芪，带升补药，因寒用干姜，热用黄芩。崩过多，先用五灵脂末钱许一服，盖五灵脂能行能止。亦当分寒热，紫色成块者热也，四物加芩连之类。李梴曰：崩漏之由，虚与热而已，治法多端，随症制宜。如经行犯房，劳役过度，气血俱虚，忽然暴下者，宜大补气血，四物加参芪；血虚四物加胶艾炒干姜，虚寒脐腹冷痛伏龙肝散；膏粱厚味，致脾湿下流，与相火合为湿热，迫经下漏者，解毒四物汤四物坎离丸；饮食失节，火乘脾胃下陷，容颜似无病，而外见脾气困倦，烦热不舒者，宜补阴泻阳，升阳调经汤，升阳举经汤。

徐春甫曰：崩漏最为大病。年少之人，火炽血热，房事过多，经行交感，俱致斯疾，大都凉血固涩，升气益荣可愈也。中年以上人及高年寡妇，多是忧虑过度，气血俱虚，此为难治，必须大补气血，养脾升胃固血，庶保十之一二，若不早治，正如圯①厦之难支也。盖血崩证，有因虚，有因热。虚则下陷，热则流

---

① 圯（yí）：桥。

溢。视其缓急标本治之，缓用四物加条芩附子，急用神效丸。有因血虚藏冷，宜四物加黄芩阿胶参芪。

王肯堂曰：冷者脉紧细，手足寒，红而淡黑，或五色，当归建中汤加龙骨、血竭、附子，送下紫石英丸。热者脉洪，四肢温，心烦，口苦燥，血沸而成，黄芩汤、清心莲子饮加竹沥生地，甚者生地汁磨京墨百草霜冷服。虚者胶艾汤加鹿茸麦冬龙骨枣仁。实者腹中痛，四物加香附。心虚者，恍惚多梦，健忘，舌强，盗汗，小便多而红，柏子仁汤酸枣仁汤加龙骨京墨百草霜。若崩中作麝香当归香者，心气已绝，急服龙骨灵砂等。凡血崩，脉沉弦而洪，或沉细而数，或崩而又兼久泻者，皆胃气下陷也，以升举为要。

万全曰：崩中，多因气虚不能摄血，加以积热在里，迫血妄行，故令暴崩，崩久不止遂成下漏。

铁樵按：此是文字语病，并非漏在崩后，盖谓崩竭暂止，血少而为漏，血聚则仍崩。治法，初病宜止血，四物调十灰散，以血止为度；次则清热，用凉血地黄汤，如血未尽，再吞十灰丸；血已尽止，里热尽除，然后补其虚，宜加味补中益气汤、地黄丸、参术大补丸，以平为度。

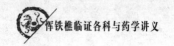

治崩选方

补中益气汤：人参、黄芪、白术、当归、炙草、陈皮、升麻、柴胡。治脾胃虚损崩漏。

凉血地黄汤：生地、归尾、川连、黄柏、知母、藁本、川芎、升麻、防风、羌活、黄芪、细辛、荆芥、炙草、蔓荆子、红花。治血崩由于阴虚肾亏者。

归脾汤：人参、黄芪、白术、当归、茯苓、远志、龙眼、红枣、木香、炙草。治思虑伤脾不能摄血。

河间地黄散：生地、熟地、白芍、黄芪、天冬、杞子、柴胡、地骨皮。便血者加地榆。治脉虚洪，血紫黑。

金华散：延胡索一两、瞿麦穗一两、当归一两、丹皮一两、干姜五钱、石膏一两五钱、威灵仙五钱、桂心三钱、蒲黄炒五钱。每末二钱，煎枵腹服。治血室有热而崩漏。

丁香胶艾汤：当归、白芍、熟地、川芎、丁香、艾叶、炒阿胶。治漏下如屋漏水状。

鹿茸丸：鹿茸酥炙、赤石脂煅、禹馀粮煅、炮附子、艾叶、柏叶、当归、熟地、川断，蜜丸。治崩漏因风冷客乘胞中。

伏龙肝散：川芎、伏龙肝、赤石脂、艾叶、熟地、麦冬、当归、干姜、肉桂、甘草。治崩因气血劳伤，冲任脉虚。

当归芍药汤：生熟地、苍白术、当归、白芍、黄芪、陈皮、炙草、柴胡。治崩漏由劳役伤脾胃者。

养血平肝散：当归、白芍、香附、青皮、柴胡、川芎、生地、甘草。治盛怒血崩。

柴胡调经汤：羌活、独活、升麻、藁本、苍术、柴胡、葛根、当归、炙草、红花。治漏下鲜血，热服，取微汗立止。

调经升阳除湿汤：黄芪、苍术、羌活、防风、藁本、柴胡、升麻、炙草、当归、独活。治肥人漏下恶血，食前服。

五灵脂散：五灵脂炒热温酒下一钱。治血崩昏迷。

断下汤：人参、熟地、醋艾叶、乌贼骨灰、当归各二两，阿胶七钱，川芎七钱，炮姜五钱。治冲任气虚崩漏，及经不调并各种带病。

加减四物汤：四物汤，加香附一钱半。若血色鲜者去熟地，加生地。治室女下血。

小蓟根汤：小蓟茎叶捣汁、鲜生地汁各一盏，白术五钱，水一盏，煎半盏温服。治漏血。

鹿茸散：鹿茸一两，龙骨、鳖甲、熟地、白芍、白石脂、川断、乌贼骨各二两，苁蓉一两五钱。每末二两，食前米汤下。治虚羸漏下。

补宫丸：白薇、牡蛎、白芍、鹿角霜、山药、白

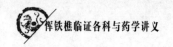

术、白芷、茯苓、乌贼骨等分糊丸。治诸虚不足崩漏。

芎劳丸：川芎、吴茱萸、黄芪、白芍、生地、炙草、当归、干姜。若经后有赤白不止者，去生地、吴茱萸，加人参、杜仲各二两。治劳损冲任下血。

伏龙肝散：伏龙肝、生姜、生地、甘草、艾叶、赤石脂、桂心。治崩中赤白如豆汁。

四物坎离丸：生熟地、当归、白芍、黄柏、知母、槐子、侧柏叶、连翘。治脾湿肾热，经下紫黑臭腐。

升阳举经汤：肉桂、川芎、红花、细辛、人参、熟地、附子、独活、羌活、甘草、藁本、防风、白术、当归、黄芪、柴胡、桃仁。治饮食倦劳，暴崩不止，或下水浆，怠惰嗜卧，四肢困倦，及带下经漏。

铁樵按：凡原注药量不可为训者，悉从删节。

升阳除湿汤：苍术、升麻、柴胡、防风、神曲、泽泻、猪苓、陈皮、甘草、麦芽、姜枣。治湿盛血崩。

解毒四物汤：四物各一钱，加黄芩、黄连、黄柏、山栀各一钱。治崩漏面黄腹痛。

妇科杂病

妇女病之最普通习见者，即经、带、崩漏。如上所述，已可知其大略。此外有由前四者转属而成之病，如经不调之甚而为干血痨，崩漏之后一步变为血癥，变为肿胀者是也；有由冲任受病，在下为癥为瘕，在上为天白蚁。虽非常见之病，然既治医，自在不可不知之列。兹就吾所经历及古书中近理可法者，择要言之。

沈云：痨瘵有数种，有因先天不足者，其症乍寒乍热，不思食饮，羸无力，或衄血、吐血、发热、盗汗、咳嗽、心悸，卒致经行不调，甚则心肺俱损，血脉虚弱，皮粗毛落。此因先有病根，而后月事不调者，治法以补虚为主，滋阴百补丸、滋阴地黄丸，其主要方也。其有先经水不调，而后致痨瘵者，其见证五心烦热，寒热如疟，或烦热、潮热、盗汗、咳嗽，治法以疏肝通经为主，加味逍遥丸，其主要方也。其室女经闭者，多因思虑拂逆，甚则面黄肌瘦，潮热骨蒸，此为干血痨，只宜益阴血，制虚火，勿轻用通经破血之药，宜柏子仁丸、泽兰汤。有因产后早犯房事，而致骨蒸潮热，肌肉日削者，名产后劳，宜人参鳖甲散、胡氏牡丹散。又产后气血大亏，无论感风感寒，其病候与寻常不同，辄羸瘦憔悴，饮食不消，喘咳头昏，百节疼痛，背膊烦闷，四肢沉重，则当从虚体感冒例，就所见症象，消息用药。

铁樵按：妇人因有月经，尤易病癥瘕。癥瘕者，腹中硬块也。古人以推之不动者为癥，动者为瘕；谓癥关脏气，瘕则纯关月事。至何以能动，何以不能动，则未言其故。鄙意此等处不事解剖，总不能明了，即言解剖，生理之微妙，仍有不能彻底明了者。此事殆中西医各得其半，两皆未能彻底也，兹就吾所经历者两事，详述之以资考镜。

其一，为钱琳叔先生之女公子。当未出阁时，即左乳有一核，如龙眼核大，不痛不痒，以无所苦，即亦置之。嫁后数年，一日，忽此核胀痛，医敷以药，痛止。然嗣是每月事行则痛，每痛一次，核必增大，可年余，其核大小与乳房相等，全乳硬矣。常州医不能治，乃往苏州天赐庄求治于西人，西人谓非割不可，割固不必万全，然不割则可以断定必死也。病者不肯割，试更求治于上海宝隆医院。西医曰："此乳岩也。必割，否则必死。"病人不可，家人咸怂恿之，不听，而硬块继续增大不已。吾乡孟纯生先生于钱为中表，先生之孙病伤寒垂危，余为起之。在此事之前一年，钱女士既遍求中西医无一可以免割者，乃造余寓求诊，详告始末。余曰：割治效果不良，不割却亦无法。无已，余有丸名丙种宝月丹①，可试服之。宝月丹者，余自制之调经丸药，当时因其乳核与月事有关，故以此付之。两月后，钱女士复来，欢谢曰：尽药四十丸，乳核全消矣。今已八年，病不复发。

其二，为王襄候之夫人。王君为海军中职员，其夫人年可四十许，初因腹痛，经西医治之，去血甚多，旋右腹角起一块，隐隐作痛，每日下午发寒热，块则日见

---

① 丙种宝月丹：出自恽铁樵《药庵医学丛书·论医集》。

其大。西医治之三月不效，乃由其戚某介绍延余诊治。其腹角之块大可三寸径，高可一寸半，整圆如覆碗，不能移动。余先用柴胡、鳖甲、青蒿，治其寒热，服七八剂完全退清，块则依然。西医亦谓非割不可，谓假使不割，万难幸免，割则希望较多。余谓割则危险，不割未尝不可愈。因此处既属冲任领域，则微丝血管不可断，既欲去如许大块而动刀，断无不损及血脉之理，此不待烦言而可决者也。王君固右袒西医，主张割治，其夫人则希望不割能愈，既闻余言未尝不可治，则欲余包医。余笑谢之，江湖医生有包医之说，其实何尝能包。若鄙人则向无包医办法，然虽不包，治病未尝不尽心，尽余能力可矣。因用人参鳖甲散煎汤下丙种宝月丹二十日，腹角之块完全消失，既无痛苦，亦无何等恶现象，且眠食俱较安善，肌肤日见充盈。块除之后，予以补血之剂，其病若失。综计为时不及一月，易方不过五次。事后襄候赠予银盾一座，余不敏，未能淡然忘之，以为此两事可以证明中医有存在价值也。

　　然余虽能治之，毕竟癥瘕之真相如何，却未能明了。古书皆言血结，但此血之结在血管外乎？假使在血管之外，则当溃脓。在血管之内乎，何以纵横联络之微丝血管中聚血？而有三寸径覆杯之形状乎，又何以用调经活血之药而能复元？此在习惯解剖者或能知之，余不畏识者齿冷，殊未敢自文其陋。而此两病经过多数西医，皆谓非割不可，然不割竟谓不可幸免，

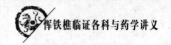

是西医之诊断未确也。故余谓中西医皆在得半之数，皆未能彻底也。兹将治癥瘕各方选录于后，旧说多不可通，不足当学理两字者，概屏不录。

天白蚁症不常见，其实并非奇病，苦于不明病理。见已成者谓之天白蚁，其将成未成者，则不能识耳。兹录医案一则于后。

商务印书馆张菊生先生侄媳，患病延诊。病人年二十二，体肥，当余诊时见其肌肉丰腴，脉亦平正，面色肥白而红润，无丝毫病容，呼吸亦平顺，而卧床不能动，两目无所见，其目睛突起颇高，据云不病时亦如此，今稍甚耳。其所以不能动，则因头痛，先是未出阁时即头痛，而头痛之原因，则因经不畅行。自十五龄通经后，即不畅，每经行一次，头痛一次，经则愈行愈少，头则愈痛愈剧。既嫁，头痛有增无减，曾产一女，不育。产后头痛益甚，延中西医诊治均不效。西医取其头部之血验之，则其中有微生物甚多，经精密考察，而断定其为梅毒。但菊老之侄甚规矩，从未涉及平康，且亦无病，则非由丈夫传染可知。西医则谓是先天梅毒，然病者之母家为南浔刘氏，病人之父为世家子而耽于文学，吾曾见之，五十许一老儒，状貌极安详，生平不好色，无姨太太，一望而知非患梅毒者。病者之母，则一安详之世家妇也，当然绝对不承认遗传梅毒之说。西医则又谓是隔代遗传，当问病人之祖父母外祖父母，梅毒非名誉事，又属隐秘病症，如此牵涉，在势无从究诘，亦万无可以证明非梅毒之方法。而西医则凭其科学上之学理，与验得血中微菌之证据，毅然下断语，无稍疑义。刘氏因剖白无从，缄口结舌，海枯石烂，无从一雪此冤抑矣。然西医照梅毒治疗，绝无功效，头痛如故。病人之母恨甚，以中西医既皆不能治此病，不但绝望，更节外生枝，添一无可剖白之梅毒疑团。于是出其家藏之大山人参一大枝，煎汤尽予之。盖宿闻大山参能起死回生，希冀孤注幸中。不图服参后头痛不能动，而两目遂盲，此延余诊治以前之情形也。

愚按：此即所谓天白蚁也。妇人月经，以不多不少如期而至者为无病，反是则病。小不调则小病，大不调则大病。而经不调者，其头必痛。其痛与寻常风寒不同，风寒之头痛在两太阳，痛而带胀。经不调之痛，如系崩漏，则头常空痛，如其经阻，则痛在巅顶。盖崩漏则血下注，脑筋无血为养，故感空痛。经阻者其肝胆之气咸上逆，血随之上行，上行不下，则菀于上，以故古人谓冲脉上通于巅顶，此纯从病能上看出，非想当然之颠顸语也。血菀于上，为古人之恒言。菀即郁字，《诗经》"菀彼柳斯"，菀字之音义皆如郁也。韩非子云："户枢不蠹，流水不腐。"此可以证明天白蚁之为病。血既菀，则为渊渟①静止之血，非复循环

---

① 渊渟（yuān tíng）：潭水积聚不流貌。

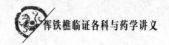

运行之血。既渊渟静止，则比之止水之腐，虫生宜矣。吾闻西医用蒸溜水贮净器中，置露天经宿，用显微镜检视，即有微菌。空气澄洁处较少，人烟稠密处较多，此即微菌之所由来。健体血行不息，菌虽入血，不能生存，是即所谓抗毒素，是故先有病而后有菌，并非先有菌而后有病。今乃倒因为果，执定血中之菌为梅毒，已非是。更据此菌断定其为先天梅毒，尤属不通。至谓是隔代遗传，则尤属无理之无理。所谓隔代遗传者，不过验之于植物动物，多数之中得其公例，非血中梅毒微菌之谓。某杂志译西报谓恶浊空气中微生物区别之可得二十余万种，则此事本难究诘。而该西医见类似之菌，遽谓是梅毒，武断甚矣。数十年前，尝见笃信程朱之迂夫子，拗执之牛性，往往令人蹙额。今日之笃信科学，偏执误事者。正复相似，前者失之空，后者失之实。人类之进步无穷，宇宙之事理无尽，所以亘千百年不知究竟，此言研求学问则然。若论应付当前事物，吾宁如鼹鼠饮河，满腹而止也。

至于目盲服大山参之由，则因血菀于上而头痛。其初起痛时最剧在经期，入后逐渐加甚，是其痛有辍有作。非无间断者，痛既有间断，则知体工救济，尚有回旋余地。自服参后，痛遂无间断，是人参之补，不啻断体工救济之后路，上苑之血，绝无退步，故如此也。至于何以盲目而不聋耳，亦有当研究之问题。惟真象如何，尚未明了，通常患病总先见于目而不及于耳。例如中风惊风诸脑症，恒见目上视或歧视等恶候，其有耳聋者，亦必先见目珠有异征。转是热病少阳证则先见耳聋，却不见目歧，古人定少阳耳聋。厥阴亦耳聋，热病属少阳，脑病自属厥阴。又《本草经》人参主补脾，目为精明，补脾过当，坏目不坏耳。假使多食黄芪，并不坏目，是皆不能言其理。而当强记其事实者，食参盲目，张氏之外，曾更值一人。以无可记之价值，已不甚记忆，《名医类案》及近人著《诊余集》中，皆有食参盲目案一则。而《诊余集》所言较有价值，兹节录于后。

木商某，畜一鸭，已十余年。适有友自吉林归，赠以大参三枝。渠乃宰鸭入参，将鸭煨熟尽食之。木商本无病，仅闻人言老鸭煨人参为大补品，故漫然食之。初仅觉饱闷，十余日后，目光渐模糊，两月后完全不能见一物。就医求治，医不能识。时马培之①已

---

① 马培之：清代名医，字文植，以字行。江苏武进孟河镇人，孟河医派代表人物，被誉为"江南第一圣手"。其祖上自明代马院判起即世代业医，培之自幼随其祖父名医马省三习医16年，尽得其学。后又博采王九峰、费伯雄等医家之说，融会贯通。他为晚清著名学者俞樾的治病经历，使其医名大噪；又应诏入宫为御医为慈禧诊病，慈禧称赞他"脉理精细"，手书"务存精要"匾额，赐三品官，名震四方。著有《外科传薪集》。孟河四大家中巢、丁两家的代表人物巢渭芳与丁甘仁皆受业于马培之，清末名医邓星伯亦是马氏门生。

有盛名，尚在孟河①，间关②而往。培之诊之，曰：既因食参而起，不须服药，现有青皮梨，恣食即愈。问食梨约几何，曰以担计，大便泄泻则益佳，目明为度。木商尽梨三石，病遂霍然。

菊生先生延余诊视其侄媳，此事于今十年矣。当时余曾详陈其委曲，微言西人微菌之说，并非真确之事实，并言当先解参毒，可恣服梨汁取泻，目当复明。结果病者服梨七八个，未效而罢，其后更复延十余月，遍尝各药而死，亦云惨矣。自今思之，鄙人当日之见解其谬。欲解参毒，何必泥于梨汁？梨以担计，取泻而已，但求泄泻，不伤肠胃，蔗汁亦可，西瓜亦可，石膏、麻仁、郁李仁乃至麻油，皆俯拾即是之物，必泥于梨汁，可谓食古不化，是医学程度太幼稚也。又近年来《中医杂志》等虽甚嚣尘上，无一能非难西医者。纵或有之，亦属个人私见，非天下公论，搔不着痒处。况在十年之前，以故西医谓是隔代遗传，竟无从知其所根据之理由，遑论反驳。而当日如今日拙著之书，更无从觅得片纸只字，菊生先生又非知医者，宜吾说之无由得伸。而刘氏之蒙垢，刘女士之惨死，吾今详言之，将来或于医学史中占短短篇幅焉，未可知也。

---

① 孟河：江苏武进（今常州市新北区）的一个乡村小镇。
② 间关：形容旅途的艰辛，崎岖、辗转。

又旧说妇人瘕症有八方，并列后。（一）黄瘕：产后血气未定，脏腑空虚，或当风便利，阴阳开阖关节四边中于风湿，邪从下入于阴中，积留不去所成。其症寒热、身重、淋露、不食，在胁下有结气、拒按，宜皂荚散。（二）青瘕：由新产起行，浣衣太早，阴阳虚，产门四边解散，子户未安，骨肉皆痛，手臂不举，又犯风湿所成。其症苦寒洒然入腹，烦闷，结热不散，恶血不除，聚于两胁下，藏于背膂，其后月水不通，或反不禁，宜青瘕坐导方。（三）燥瘕：由月水未尽，或以举重汗出，卒以恚怒，致月水与气相搏，反快凉饮，月水横流，溢入他脏，有热则成燥瘕。大如半杯，上下腹中，痛连两胁，上引心而烦，喜呕吐，腰背重，足酸削，忽遗溺，月闭，宜疗燥瘕方。（四）血瘕：由月事中止，饮食过度，五气盛，溢入他脏，或大饥寒，呼吸未调，而自劳动，血下未定，左右走肠胃间，留络不去，内有寒热，与月水合会而成。其症不可俯仰，横骨下有积气坚如石，少腹急痛背疼，腰腹挛痛，阴中若有风冷，月水来止不常，宜疗血瘕方桃仁煎。（五）脂瘕：由月信初来，或生未满月而交，胞门伤，子户失禁，关节散，脏腑津流，阴道动，百脉四解，子精与血气相遇，不能成子，而成脂瘕。其症少腹重，腰背如刺，四肢不举，卧不安，左右走腹中，痛时，少气，头眩，身体懈，苦寒恶风，二便血，月事来止不常，宜疗脂瘕方导散方。（六）狐瘕：由经来悲忧或惊恐，且受

111

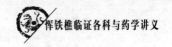

湿，心神恍惚，四肢振寒，体倦神散，邪入阴里不去而成。其症少腹滞，阴中肿，小便难，胸膈腰背痛，气盛，善食，多所思，如有身状，宜疗狐瘕方。（七）蛇瘕：由经新止，阴阳未平，饮污井之水，食不洁之物，误吞蛇鼠之精，留脏不去而成。其症长成蛇形，在脐上下或左右胁，不得吐气，上蚀心肝，少腹热，膀胱引阴中痛，腰痛，两股胫间痛，时寒热，月水或多或少，宜疗蛇瘕方。（八）鳖瘕：由月水新至，其人作劳，适受风湿，恍惚觉悟，心尚未平，复见所好，心为开，魂魄感动，五内消脱，或沐浴不以时出而神不守，水气与邪气俱入至三焦中幕，玉门先闭，津液妄行，留络不去而成。其症形如小秤，小腹切痛，左右走，上下腹中痛，持之跃手，下引阴里痛，腰背亦痛，不可以息，月事不通，宜疗鳖瘕方。

又有近脐左右各有一条筋脉急痛，大如臂，小如指，因气而成，如弦之状，名曰疝者。又有僻匿在两胁间，时痛时止，名曰癖者。皆由阴阳乖，经络痞，饮食滞，邪冷搏而成也，俱宜麝香丸。

又有脏腑虚弱，气血劳伤，风冷入腹与血相结，留聚浮假而痛，推移则动，名曰疝瘕者。乃由经产后，胞中有恶血，复为邪结而成也，宜干漆散、黑神丸。

又有所谓肠覃者，寒客大肠，与胃相搏，大肠为肺传送，寒则浊气凝结，日久便生肉。始如鸡卵，大如怀胎，按之坚，推之动，月则时下，此气病而血未病也，宜稀露或二陈汤加香附。

又有所说石瘕者，寒客下焦，血气俱为所闭，寒客益大，亦如怀子，但不得推移，且多坠小腹，与肠覃相类而实异，宜见晛丸①。

妇女浮肿之病，有先断经而后致四肢浮肿，小便不通者，乃血化为水，古人谓之血分，宜椒仁丸、人参丸。亦有先因小便不通而后身面浮肿，竟至经水不通者，乃水化为血，古人谓之水分，宜葶苈丸。其原皆由外伤六淫，内伤七情，饮食失度，起居失宜，渐至脾胃受伤，失生发统摄之节，气与血俱乖而后然也。至薛氏云：月水不通，凝结于内，久而变为血瘕。血水相搏，亦为水肿。夫血凝成瘕，因而致肿，亦属于水。此症之故，则以血水相搏，既凝之血，亦从乎水者矣。

铁樵按：此种实即血疸、血肿两症，皆见于妇人崩血之后者。崩后黄，今谓之贫血；崩后肿，其状与水肿同而必兼黄，皆难治。

杂病选方

补中益气汤：人参、黄芪、白术各一两，炙草五

---

① 见晛丸：晛（xiàn），原作"睍"，据《卫生宝鉴》改。晛：指太阳出现。见晛丸意指用此方治病，如雨露而见日光，顷刻会消。

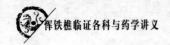

分，升麻、柴胡各二分，当归、陈皮各七分。本方加生地花粉，名加味补中益气汤。治形神劳倦，或饮食失节，致脾胃虚损，清气下陷，发热头痛，四肢倦，心烦肌瘦，日渐羸弱。

补肺汤：人参、黄芪、紫苑、五味各五分，熟地、桑皮各一钱。入蜜少许，食后服。治劳嗽，五脏亏损，晡时发热，自汗盗汗，吐痰喘逆。

滋阴百补丸：香附一斤，用酒醋盐童便各浸一分焙，益母草半斤，酒洗当归六两，熟地、姜汁炒川芎、白术各四两，白芍三两，延胡、人参、茯苓各二两，炙草一两。蜜丸，空心下五六十丸。治妇人劳伤气血，诸虚百损，五劳七伤，阴阳不和，乍寒乍热，心腹疼痛，不思饮食，尪羸无力。

附子理中汤：人参、白术、炙草、干姜、附子，等分每四钱，加姜十片煎。治真阳不足，饮食难化，大便不实，肠鸣腹痛，畏寒，手足逆冷。

十全大补汤：人参、白术、茯苓、甘草、川芎、当归、熟地、白芍、黄芪、肉桂，各二钱。治妇人冷劳最妙。

逍遥散：酒洗当归、酒炒白芍、茯苓、柴胡各一两，炙草五分，姜三片，薄荷少许。一方无薄荷，加麦冬二十粒；热甚加丹皮，山栀；骨蒸加知母、地骨皮；咳嗽加五味、紫苑；痰多加半夏、贝母、瓜蒌仁；饮食不消加山楂、神曲；发渴加麦冬、花粉；胸中有热加黄连、山栀；心慌加远志、枣仁；吐血加生地、阿胶、丹皮；自汗加黄芪、枣仁；久泻加炮姜；遍身痛加羌活、防风、川芎；手足颤抖加荆芥、防风、薄荷；胸膈痞闷加枳实、青皮、香附；怒气伤肝，眼目昏花，加龙胆、黄连、山栀；小腹痛加香附、延胡索；经闭不通加红花、桃仁、苏木；左腹血块，加三棱、蓬术、桃仁、红花；右腹气块，加木香、槟榔。治血虚劳倦，五心烦热，肢体痛疼，头目昏重，心仲，颊赤，口燥，咽干，发热，盗汗，减食，嗜卧，及血热相搏，月水不调，脐寒胀痛，寒热如疟，又主室女血弱，阴虚，营卫不和，痰嗽，潮热，羸瘦，骨蒸。

白茯苓散：茯苓一两，四物汤各五两，炙草、人参、肉桂各五钱。用水三盏，先煮猪腰子一对，姜三枣三至二盏煎服。治产蓐劳，头目四肢疼痛，寒性如疟。

黄芪丸：黄芪、鳖甲、当归各一两，川芎、白芍、肉桂、川断、牛膝、肉苁蓉、柏子仁、沉香、枳壳各七两半，五味、熟地各五钱。蜜丸。治蓐劳，寒热进退，头目眩痛，骨节酸痛，气力羸乏。

人参鳖甲散：鳖甲、黄芪各一两，牛膝七两半，人参、茯苓、当归、白芍、麦冬、熟地、桃仁、桂心、甘草、桑寄生各五钱，川断二钱半。先煮猪腰子一对，姜五枣三，取汁入药末二钱，葱白三寸，乌梅一个，荆芥五穗，煎服。治动作劳伤，蓐劳。

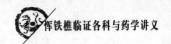

胡氏牡丹散：当归、人参、白芍、五加皮、地骨皮各五钱，丹皮三钱、桂心、没药各二钱。每末二钱，入开元一枚，麻油醮之，煎服。煎不可搅，吃不可吹。治产后虚羸发热自汗，欲变蓐劳。

柏子仁丸：柏子仁、牛膝、卷柏各五钱，泽兰、川断各二两，熟地三两。炼蜜丸。治血虚有火成劳。

泽兰汤：泽兰三两，当归、白芍各一两，甘草五钱。为粗末五钱，煎服。治同上，并与前方兼服。

皂荚汤：川椒、皂荚各一两，细辛一两半。为末，以三角囊贮之内阴中，欲便则出之，便已复内之。恶血出，洗以温汤，三月勿近男子。治黄瘕导方。

青瘕坐导方：戎盐一升，炙皂荚五钱，细辛一两。治法照前方，但卧，瘕当下，青如葵汁，养之如产法。

疗燥瘕方：大黄如鸡子许，干姜二两，黄连三两，厚朴四两，桂心、郁李仁各一两，虫三枚，鸡肫皮炙一枚。每末三钱，清早酒服。瘕当下，养如产法，三月勿交，无子者当有。

疗血瘕方：大黄、当归各五两，皂荚、山萸各一两，细辛、戎盐各二两半。猪脂丸如指大，每一丸。绵裹，内阴中，正坐良久，瘕当下，养如乳妇法。

桃仁煎：桃仁、大黄各一两，虻虫一两炒，朴硝另研一两，醋二升半。煎取升半，下大黄桃仁虻虫，搅煎至可丸，下硝，出之，搅匀，丸梧子大。前一日不吃晚饭，五更温水下五丸。日午下如赤豆汁，或如鸡肝虾蟆衣状；未下，再服。如鲜血来，以调补气血药补之。气虚血弱者忌用。治血瘕，血积经候不通。

导散方：炙皂荚、吴萸、当归各一两，川椒、干姜、大黄、戎盐各二两，细辛、矾石、烧五味各二分。为末，以绢袋盛之，内阴中，坐卧随意，则勿走，小便时去之，别换新者。治同上。

狐瘕方：取新死鼠一枚，裹新絮，涂黄土，穿地坎，足没鼠身置其中，桑柴火灼其上，一日一夜取出之，研为末，桂心末二钱半，酒服二方寸匕。病当下，甚者不过再服。

蛇瘕方：大黄、黄芩、芒硝各五钱，甘草大如指者一尺炙，乌贼鱼骨二枚，皂荚酥炙六枚。水六升，煮数沸，下渣，下硝，适寒温服之。十日一剂，空腹服之，瘕当下。

鳖瘕方：大黄一两五钱，干姜、侧子各五钱，附子、人参各三钱七分五，细辛、土各七钱半，虫一寸匕熬，桂心二钱半，白术一两。为末，酒服方寸匕，日三。

麝香丸：麝香另研五钱，阿魏二钱半，五灵脂七钱半，三棱七钱半，桃仁七钱，芫花醋炒、槟榔各一两，蓬术、桂心、没药、当归、木香各五分。饭丸，每服十丸，淡醋汤下，不拘时。治妇人痃癖，冷气痃气，心腹痛不可忍。

干漆散：干漆炒、木香、芫花醋炒、赤芍、桂心、

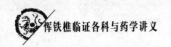

当归、琥珀研、川芎各五钱，大黄炒二两，牛膝七钱半，桃仁一两，麝香二钱半。每末一钱，不拘时酒下。治妇人疝瘕久不消，令人黄瘦尪羸，两胁妨闷，心腹疼痛。

黑神丸：神曲、茴香各四两，川椒、丁香各五钱，槟榔四枚，漆六两，半生，半用重汤煮半日，令香。上除椒、漆外，皆半生炒为细末，用前生熟漆为丸弹子大。又用茴香末十二两，铺阴地阴干，并茴香收器中，至极干去茴。治肾气膀胱疝癖及疝坠、五膈、血崩、产后诸血、漏下赤白。并一丸分四服下，死胎一丸，皆绵灰酒下。难产炒葵子四十九枚，捣碎，酒煎下。诸疾不过三服，疝气十服，膈气癥瘕五服，血气三丸，当瘥。治疝瘕。

见晛丹：炮附四钱，鬼箭羽、紫石英各三钱，泽泻、肉桂、延胡索、木香各二钱，血竭一两半另研，水蛭、槟榔各二钱半，桃仁三十个研，三棱五钱，大黄七钱。酒糊丸，每三十丸，醋汤食前下。治寒客下焦，血气闭塞而成瘕，日以益大，状如怀子，名曰石瘕。

铁樵按：凡用诸虫，皆当去翅足炙用。水蛭，尤须用猪脂炙透。

椒仁丸：椒仁、千金子去皮研、甘遂、炮附子、郁李仁、黑丑、五灵脂、当归、延胡、木香、吴萸各五分，芫花醋浸、石膏各三钱，胆矾一钱，蚖青、斑螫各十个。面糊丸梧子大，每陈皮汤下一丸。治先经断，后浮肿，血化为水，名曰血分。

葶苈丸：甜葶苈炒另研、千金子另研各五钱，干笋一两。枣肉丸梧子大，每七丸，扁竹汤下。如大便利者减葶苈、千金子各一钱，加白术五钱。治先小便不利，后浮肿，水化为血，名曰水分。

人参丸：人参、当归、大黄（纸裹蒸切炒）、瞿麦穗、桂心、赤芍、茯苓各五钱，葶苈炒研一钱。蜜丸，每十五丸至二十丸，空心米汤下。治经脉不利，血化为水，名曰血分。

抑气散：香附四两，陈皮、茯苓、甘草各一两。治气盛于血。

黑香四神散：香附四两，陈皮、乌药各二钱，甘草一钱，姜，枣。治同上。

人参荆芥散：人参、荆芥、生地、柴胡、枣仁、鳖甲、白术、枳壳、羚羊角各七分五，桂心、当归、川芎、防风、丹皮、赤芍、甘草各五分，姜二片。治妇女虚劳。

滋血汤：当归、白芍、山药、炙黄芪、熟地各一钱半，人参、川芎、茯苓各七分。治同上。

滋阴地黄丸：山萸、山药、天冬、麦冬、生地、知母、贝母、当归、香附各二两，茯苓、丹皮、泽泻各一两半，熟地四两。蜜丸。治同上。

茯神汤：茯神一钱半，茯苓、人参、菖蒲各一钱，

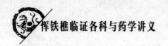

赤芍五分。治同上。

　　神仙聚宝丹：琥珀研、当归各一两，乳香、没药俱另研各二钱半，朱砂研、木香、麝香俱另研各一钱。水丸，每两作十五丸，每服一丸，酒磨，温酒下。治积块。

幼 科 讲 义

恽铁樵　著

孟凡红　杨建宇　整理

内 容 提 要

　　恽铁樵(1878—1935)，名树珏，字铁樵，别号冷风、焦木、黄山，江苏省武进人，是近代具有创新思想的著名中医学家。早年从事编译工作，后弃文业医，从事内科、儿科，对儿科尤为擅长，致力于理论、临床研究和人才培养。1925 年在上海创办了"铁樵中医函授学校"，1933 年复办铁樵函授医学事务所，受业者千余人。著有《群经见智录》等 24 部医学著作，有独特新见，竭力主张西为中用，是中国中西医汇通派代表医家，对中医学术的发展有一定影响。

　　本书系"铁樵函授中医学校"培训教材之一，共有 7 期。内容包括：第一期：小儿难育之故、胎教、饮食七情方面当戒的、种痘、天花病状；第二期：鼻苗、牛痘、痧疹、痧子病状与初起三大病状、最初三逆证、痧子最要药与次要药；第三期：痧子不可用之药及其理由、痧痘之原理；第四期：惊风、发明惊风原理上及钱氏喻氏各家学说；第五期：发明惊风原理下及沈氏学说；第六期：惊风成方甲并说；第七期：惊风成方乙并说。

　　该书主要论述了小儿在胎养过程中应注意的事项及出生后天花的预防及治疗；痧疹的分期、证治、用药及逆证的处理；引录钱乙、喻昌及沈金鳌有关惊风之说，并结合西医脑神经生理病理学说对惊风原理进行阐明，还分列了治疗惊风的主方 21 首，辅助方 15 首。

　　今以《铁樵函授中医学校讲义》1924 年铅印本为底本，以恽铁樵的《保赤新书》的不同版本为参校本进行点校整理。

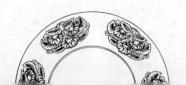

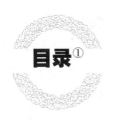

目录①

———————

① 原书没有目录，为了便于阅读，整理者增加了此目录。

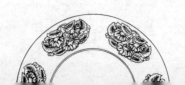

第一期

小儿难育之故

小孩子总是要长大的，若是小孩子不长大，世界上也没有人了。话虽如此，但是有一等人家，小孩非常之矜贵，每到两岁三岁就生病死了，至多也不过六七岁，十一二岁。他家的小孩，除非不病，病了总是不可救药。请小儿科会死，请大方脉也会死，请中国医会死，请西医也会死，弄得做爷娘的，遇到小孩生病，心惊胆裂，简直无法可想，这是何等可惨的事。在身当其境的想来，别人家的小孩，长大成人很是容易，独有我家小孩，竟是天不许他长大的。不过老天既不许他长大，为甚又许他生出来呢，这不是不讲理么。只为世上怨天恨地之人多了，亦许老天爷要我为他辩护，所以就觉得不得已似的做了这本书。

小孩子总是要长大的，若是小孩有不得长大的，不是小孩子不好，也不是老天爷不好，还是做爷娘的不好。生男育女是人生一件大事，凡是动物，都知道传种保种。传种保种的思想是天赋的，如今有许多新

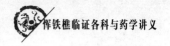

人物，主张节制生育，为的是生活艰难，教育不易，想使他的子女有才能，能自立，能再传种下去，所以不得不节制。儿女少就容易培植，如此讲来，那节制生育，是精致的传种保种思想罢了。所以无论何等样人，既然生了子女，没有不希望他长大成人的。做父母的有如此好心，怎说小孩夭折是父母的不好呢？假如有人这样说，我就回答他道：做父母的心都是一样的好，领小孩的方法就有好有坏了。小子在十五年前，就是子女很矜贵的一个，也是遇到小孩生病便心惊胆裂、手足无措的一个。我曾死过三个儿子，六个女儿，最小的几个月，最大的十一二岁。我的九个小孩，死法个个不同。有的是出痧子，有的烂喉痧，有的慢惊、疳积，也有伤寒、温病、急惊。总之凡是小孩会生的病，我的小孩都病过，而且不病则已，病了是由轻变重、由重而死。我在上海二十年，有名的中医请教过二十余人，中国人留学回来的西医请教过七八位，真正地道西洋来路货，黄头发绿眼睛的著名西医也请教过三位。更有推惊的、挑痧的，教会里童真姑娘，还有算命的瞎子，解星宿的道士，关亡的巫婆，都是每年要请教几次的。唉，不必说了。单就我所请教的人物看来，就可以知道我们当日的苦况，真是甜酸苦辣，无味不尝。我从三十五岁那年起，从无可奈何之中，生出一个觉悟来，以为求人不如求己，发愤读医书，发下重誓，要做一个能自救兼能救人的医生。直到如今整整十五年，《伤寒》也通了，《内经》也有些发明。然而医病，单讲儿科，还是不能全。岂但不能全，而且屡次弄得垂头丧气、束手无策。我常常想，假使我能做一个医生，遇着人家小孩生病，假如他的病是我的儿女生过的我都能救他，那就我的儿女不算白死了。我如今有五个小孩，两个儿子，三个女儿，最小的儿子也有十岁了，他是从没有吃过别个医生的药。医生不进我的门，算来整整有十三年了。别的都是空口说白话，单这一层可要算得小小一些成绩。小子因为有了这许多经验，然后知道小孩子长不大，的的确确是做爷娘的自己不好，此话怎讲，读者如要明白，请看以下各节。

胎　教

什么叫做胎教？就是夫妻俩预备生育子女时，当子女没有生时，先要修身节欲，勿使胎儿受恶影响，这就叫做胎教。子女同父母息息相关的，未出世以前是先天，既出世以后叫做后天。先天的善恶，根子在父母的居心行事；先天的强弱，根子在父母的起居饮食。后天的善恶，根子在爷娘一个教字；后天的强弱，根子在爷娘一个育字。这是一个大问题，包括着许多科学。若要悉数明白，莫说我这本小书装他不下，便

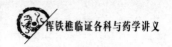

是小子这点知识也讲不周全，只好长话短说，粗枝大叶地说两句罢。

胎教是中国的古话，是指小孩在娘肚里时，做母亲的应该修身节欲的话。如今外国人讲胎生学，更讲到遗传，那就讲到小孩在他老子身上做精虫的时代了。那是更深一层，如今不怕他深，遗传、胎教两层都要说个明白。

遗传是有凭有据的。老子会吃酒，儿子也会吃酒。老子会念佛修行，儿子就会胎里素。老子杀人报仇，儿子就会白昼抢劫。至如老子若有梅毒，儿子至少也要有恶疮或是瘰鬁①等等。最妙的是《晋书》上说江东王氏世代齄鼻，即俗名酒糟鼻子，这件事有两个可异之点。据《史书》上说，王氏世代齄鼻，但是初生出来的小孩是不齄的，要到三十多岁就齄了，你道奇不奇。其次当东晋刘宋时代江东姓王的、姓谢的，是天字第一号的大绅士，所以人家说起来，都是王谢并称。他们两家，因为门当户对，彼此交互结婚。久而久之，王谢两姓，重重姻娅。偏偏姓王的世代齄鼻，姓谢的可绝无其事，只齄鼻限于男性遗传，也像草头医生的秘方，传子不传女的，岂不是一件怪事么。人类做精虫时代，已经埋伏了三十多岁齄鼻不齄鼻的根脚，这真是有种像种。照此说来，我们要得儿子做一

_____

① 瘰鬁：同"瘰疬"。

个正人君子，先要自己不欺心昧良，否则是极可怕的。须知做精虫的时代埋了齄鼻子的根，到三十多岁就不能不齄。若是做精虫的时代埋了盗贼的根，到三十多岁的时候就不能不盗贼啦。这是讲道德方面的话，若讲到体魄健全，也是一例。我们若要儿子容易长大，从小少病少痛，太初第一步工夫，就在我们自己讲究卫生，锻炼体魄。

胎教最讲究的，莫过于孟夫子的母亲仉①老太太。这位老太曾说，她怀孕在身，目不视恶色，耳不听恶声，心不妄想，非礼勿动。归结生了孟子这样大人物的儿子，这仉老太太要算是女中尧舜，古今少有的，如今世界又哪里去寻这样的女子。所以如今人讲胎教，也只好讲那浅近易行的，不必好高骛远，当戒慎的事情如下。

七情方面当戒的

第一是怨恨。凡是吃了人家的亏，势力不敌，不能反抗，则怨；既不甘心，又无可奈何，则恨。这怨与恨是闷在肚里无可发泄的，影响于胎儿的生理极大，非设法戒除不可。如其不然，生出来的儿子一定性气乖张，既不易教，亦不易育。要解除这个，也并非难

———————

① 仉（zhǎng）：姓，见《姓苑》，即掌氏，孟子母仉氏，或即鲁党氏之族。

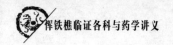
事，只须将眼光放大了看。须知世界人类的权势地位，相差的级数何止千倍。你说你有势力，比你势力大的真是车载斗量，你会欺侮我，就会受人欺侮。如此一想，怨字可以解释许多。又须知人生在世，仔细想来，没有一个真称心的，女人更甚了，便是做了总统夫人，姨太太有三五七个，又何能事事称心，况且除掉夫妻母子是终身相守解不开的，此外都不必认真。你和姓赵的打不来交道，还有姓钱的、姓孙的、姓李的，只要问心过得去，天空海阔，何处不可以寻一些人生的乐趣，何必丁是丁卯是卯，定要在你姓赵的身上出了这口恶气才罢呢。如此一想，那恨字也可以解释许多。

第二是盛怒。怨恨两字，是我受了人家压迫，生出来的反动。盛怒虽亦是反动却是不以人家为然，由我发生一种势力去压迫他人，人非圣贤，横逆之来，岂有不生反感之理！怒固不免，但是盛怒却要衡量事情。大约一个人的盛怒，多半是意气用事，十次常有九次用之不当，事后一反省，没有不觉得自己局量偏浅的。但能常常反省，疾言厉色，必能减少许多。胎儿感受恶影响，亦自减少，自然和气致祥。其次当戒慎的是欲。既然有孕，就不可有房事，否则小孩胎毒必重，麻痘定多险症。不过要丝毫没有，这句话却难说。少年夫妻，自然加一个更字。据我看来，还是纯任自然。不过亲贤远佞，屏绝郑声，那就在乎做丈夫的了。

　　以上都是能自主的，此外还有不能自主的三件事：一者是惊恐，二是忧郁，三者是悲伤。三者之中，惟有惊恐是或然的，固然无可避免，却也居最少数。忧郁与悲伤两层，仔细想来，颇有些意味。古今多少豪杰，十个就有九个是贫苦人家的孩子，寡妇的遗腹子能赤手空拳做一番事业的，更是常见常闻的故事。这个据小子的愚见，一半关于出世以后的教育和环境的刺激，一半是他在娘肚里感受了忧郁和悲伤的影响，早已种下刻苦自励的根因。若说忧郁悲伤有损于胎儿，理论与事实不符，就不能算得圆满之说，因此可知老天爷最是平等不过的。悲伤忧郁，既是处逆境的人无可避免，也就于胎儿不生恶影响，试想造物的手段，何等高妙呵！

还有饮食上当该戒慎的

　　辣椒、胡椒等辛辣之物不可吃，吃了胎火重，小儿多患眼目病。人参、猪肉，不可多吃，吃了胎儿肥大，难于产出。酒不可吃，多吃酒使小儿愚蠢。獐兔野味不可吃，吃了使小儿多惊。葱韭大蒜不可吃，吃了使小儿腋臭或口臭。以上食物禁忌都是古书上再三警告，事实上经验不爽的。恶劣的书籍不可看，卑鄙的戏曲不可听，因为脑筋中的感触，和胎儿的影响是最大的。

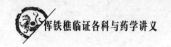

种痘（一）

　　小儿各种病症，只要调护得法，医生用药得当，没有不好的，独有天花，却就难说。小孩何以要出天花？据中国旧医书上说，是先天的欲火。父精母血，阴阳鼓铸而成胎，当这成胎之顷，就埋伏了一点天花的根子在内。据外国医书上说，麻疹、痧疹、天花、水痘、猩红热、发疹伤寒，这几种病都是急性传染病，都是皮肤上见红点子的，但是病源都不明了。又说天花的病源，大概是一种微生物，但是否细菌还是原虫，那就不得而知，病毒之侵入大约由于呼吸器。东西医学，本是绝不相同的，即如"欲火"与"微生物"两说，太觉背道而驰了。照"欲火"说，是内因，是人体本有的东西，从内里发出来的。照"微生物"说，是外因，是病毒由外界侵入的。中说若是，西说就不是；西说若是，中说就不是。据小子的愚见，若说完全是内因，为甚要痘毒流行时再发作？可见让一步说，就算是内因，也必定要有外因引诱，然后发作。若说纯粹外因，这话也不对，何以每人只出一次天花？而且种过牛痘的大多数不复传染，岂不是人体本有的病毒，经一次发泄之后，已经净尽，所以无可再发么？西医书上说："一度传染，终身免疫"。又说："此病对于未种牛痘的感受性最敏"。那就是了，种牛痘，就是用痘浆引诱本身病毒外泄。既种过牛痘，本身毒素发泄无余，所以外界虽有毒菌侵入，因为没有内因，病不起来，这是最明白的理论。诸君休笑话小子调和中西，认是骑墙派、蝴蝶党。小子对于中西医学，有一个平允的议论，爽势不辞词费，说出来大家赏鉴赏鉴。中国医学，照《内经》看来，本是一种天人合德的学说，虽所讲的阴阳昏晓、生长收藏，原是有凭有据，但总带些玄学的色彩，断然不如科学的精密。况且西国医学，研求入细，切实讲究，无微不至，例如红血轮、白血球、纤维神经、细胞、原子，以及菌学，断非"解剖"两字可以该其特长，亦非"天人合德"之空想可以望其项背。然而论病之原理，固极精微之能事，而治疗之方法，则除血清抗毒及特效药之外，不过对证及预防两种。往往取袖手旁观态度，听病毒之进行，其功效实等于不服药；至病毒深入，强心保肺护脑等法，则近于救火于燎原之后，不免焦头烂额。近来特效药虽日有发明，但治愈后往往去毒不净，留有他日再发他病之根因，这个实不能说他是健全的治疗方法。中国的麻黄、桂枝、葛根、柴胡、白虎、承气、通脉四逆，实能于病浅时徙薪曲突，病深时起死回生。世有兼明中西医学的人，就知小子这话，并非阿私所好，不过中医仅仅有这一点特长，哪里便可以自满？况且现在能用这特长的中医，又是百不得一，

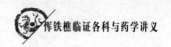

所以益发相形见绌了。鄙意中医总当兼治西学，以补不足才行，所以努力著书，就是为此了。读者诸君对于小子这番议论以为何如？请下个批评，等我再版时刻出来，也是集思广益之道。如今闲话少说，言归正传罢。

天花病状

天花变化最多，要详细说得明白，非出专书不可。本编主意在劝人家早种牛痘，所以只拣要紧的说。

"天花"是俗名，医书上谓之痘。就病状说，可以分为六期。初起发热三天，为痘之前驱，谓之发热期。三天之后见点，先头面，次驱体；先上半身，次下半身。从初见点至于周身全有，也是三天，谓之发斑期。第六天之后，斑点逐渐扩大，中心高起，其形圆整，谓之发蕾期。嗣后圆蕾渐变透明，形同水泡，谓之水泡期。发蕾、水泡两期，共是三天，至第九天而痘形完成。嗣后水泡变黄，病势转剧，热度增高，往往喉舌均见痘点，是为化脓期。化脓期亦三日，嗣后热度下降，脓色渐干而结痂，盖是名干燥期。此时期中病状虽退，危险转甚，传染他人，亦以此时为最有力。继此痂盖渐脱，病人亦日见爽慧，名落屑期，始无险矣。

以上除落屑期无险外，其余每期三天，三六十八天，天天在危险之中。每期亦有两天半的，亦有四天的，就大多数说，却是三天。这都无关紧要，最要紧的是辨顺逆。

天花初起，无有不发热的，发热必有诱因，没有凭空发热之理。诱因最普通的有三种，第一种是伤风，第二种是食积，第三种是倾跌惊恐。三种诱因之中，倾跌惊恐最厉害。若是吃饱之后，再倾跌惊恐，更是厉害，不必天花，便是伤寒温热。若是惊恐食积两样并起来做了诱因，病情总是逆而不顺的。若在天花流行之时，多半是重伤风起头。

天花的第一步，发热咳嗽，和流行性感冒极相似。医书上说，耳后有静脉一条，像红丝线般显出的，名为痘纹，若有这个，可以预知是天花。小子曾留心这一点，觉得痘纹之说，不甚靠得住。因为这痘纹与指纹一样，既发热就会见。大概小孩子皮肤薄，一遇发热，静脉在皮肤浅层的最容易显出，决不能说这个是天花的证据。书上又说，耳朵、鼻尖、手指发冷的是天花，这更靠不住。凡是表层壮热，无论是否天花，都不会冷。若是热聚于里，不是天花也会冷。小子曾仔细考察，只有一件极靠得住。发热第二天，小孩胸部见红点隐隐，仿佛痧疹似的，这点子见后，不过五六点钟，再看时又都不见了。凡是如此的，就可以断定是天花。因为这个点子并非痧疹，乃是天花的预兆，所以西医书上名为前兆发疹。此外，发热时目眶含润、两眼带赤，兼有呵欠或喷嚏，亦是前兆。不过这个前

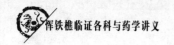

兆,瘄子也有。但在天花流行之顷,小孩发热而见此种前兆,那小孩又是没有种过牛痘的,就有八九分可以断得定是天花了。

咳嗽不爽、舌苔黄厚、大便不通、小便短赤、口渴烦躁,种种见证,都是常有的。如其上述各证全见,是重证,不是逆证;如其手脚冷、面色青、干呕、气急、鼻扇、大便泄泻、无汗,以上种种只见其一,便是逆证。重证虽重不险,逆证就危险了。凡是逆证,非赶紧延医不可。

发热期内见逆证,自然危险;若发斑时疹点太细碎,或初见即是粗点,也不好;发蕾期,根脚不分明,又不好;水泡期,顶不满,色不明,亦不好;化脓期,脓不厚不黄,亦不好。许多水泡相连,又不好;颜色不红活又不好。至于前述逆证,无论何期,均不可见,见了总是凶多吉少。

时间如此之长,险证如此之多,调护小有不慎,用药小有不当,立刻有生命之险。若更兼有先天恶因,那就百无一生。所有一切热病,一切发疹的热病,例如瘄子、猩红热、烂喉痧、发疹伤寒等等,病情虽险,只要调护适宜,用药得当,医了前半,就可以免了后半。小子著的《伤寒研究》里说,病在太阳,治疗得法,就愈于太阳,不会再见以后种种险象,所以《内经》有"上工治未病"之说。独有天花是例外的,当他发热时,你想用药退热,使他不出疹点;当他发斑时，你想用药化斑，使他不发蕾疹，不成水泡，那是做不到的事。所以古人说，天花是先天欲火从内里发出来的，也就为此。因为既有病在内，不发泄净尽，总无半途即愈之理。如此险证，若是无法避免也就罢了。既然种牛痘可以免此危险，如何不赶紧种牛痘呢？

第二期

种痘（二）

鼻苗

我国当清初时代，曾有人发明种痘之法。用出天花小孩的痘痂，研碎了和在新棉花絮里，搓成小团，塞在婴孩鼻孔之中，谓之鼻苗。小孩经用了鼻苗之后，一两天中就会发热，三天就会见点，一色起蕾灌浆，却较自然发生的天花稳当，经过的时间也短，症候也轻，仅仅较现在牛痘略重一点。然而有一样好处，经一次用鼻苗发痘之后，终身免疫。直到如今，内地乡僻之区，仍旧有沿用这老法子的，为的去毒能净，成绩较牛痘更好的缘故。在发明这鼻苗的人，理想极通。天花既是外感，食积、惊恐为诱因，病源复杂，传变自然厉害。若用痘苗引痘，那就纯碎的内因，病源单纯，自无危险，岂不是极通极通么。论理，此人在医学上有如此发明，应当予以博士学位，许他戴得桂花帽子才是，可惜现在已无从得知发明的姓甚名谁了。据《张氏医通》上说："迩年有种痘之说，始自江右，达于齐燕，近则遍行南北。详究其源，云是玄女降乩之方，专取痘气熏蒸，发胎毒于安宁无病之时，则开发之机裕如，不似正痘之天人合发、内外合邪，两难分解也。原其种痘之苗，别无他药，惟是盗取痘儿颗粒之浆，收入绵内，纳儿鼻中，女右男左。七日，其气宣通，热发点见，少则数点，多则一二百颗；亦有面部稍见微肿，胎毒随解。大抵苗顺则顺，必然之理。如痘浆不得盗，痘盖亦可发苗"。据此，在发明之人恐不能取信于大众，却要托之玄女以自重。在医家之评论，全不计其发明之功，反要科其盗窃之罪，这就是中国医学不发达之原因了。鼻苗的确永远免疫，不过症状较牛痘略重些。牛痘的效力，据西人说只有十年。不过国人事事崇尚欧化，所以鼻苗竟无人道及。小子的内人，就是种鼻苗的，所以知之最详。

牛痘

牛痘是西洋来的，和鼻苗种痘是一个理。据说最初因乡里的女子，无意中将牛身上的痘浆涂在手上，齐巧涂浆的地方被荆棘刺了一下，始而红肿，继而起泡、化脓、结痂，岂知从此便不出天花。后来女孩子故意用牛痘浆涂了，用荆棘刺破皮层，也是一样起

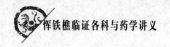

蓇①灌浆，从此也不再出天花。于是此法转辗相传，乡里地方竟没有麻面的女子。后来医家有留心及此的，就得了一个种牛痘的法子。所以种牛痘甚简单的，到如今也没有什么进步，不过刀针消毒，种痘的地方皮层上消毒，将皮层刺破，痘浆涂上，就完事了。人家总说，种牛痘的时期以春秋二季为最佳，西医书上也是这样说。其实不过取那天气不冷不热就是了，别无其他深意。若要避免天花，什么时候都可以种。往往听得人家说，秋花不如春花，八九月甚好的天气不种，偏要等到明年春天，不幸那年冬季天花流行，这小孩的性命就可危了。我尝问为甚秋花不如春花，却没有一个人回答得出理由，大约是《奶奶经》上的话，万不可误信，致贻后悔。又有一等人家，因为宝爱小孩，怕小时种痘当不住，等他略大一些再种。问他如何大才担当得住，有何标准，也是答不出来。这都是无理由的溺爱，可谓"爱之适以害之"。须知种牛痘，无论怎样小都当得住；出天花，就无论怎样大都当不住。况且还有一个极明白的理论：天花流行的时候，不问你小孩大小，都会传染。我说当小孩会传染的年龄，就是可以种痘的年龄。让一步说，就算太小了不种，到一百二十天就非种不可了。

---

① 蓇：通"蕾"，指花苞。

痧　疹

痧子不如天花之险，初起时治之得法，可以十愈其十。然而不可误治，既误之后，虽有善者，亦不过十愈二三。天花不常有，痧子常有。天花因种牛痘可以避免，所以小孩因此夭折的尚少。痧子则初起时误治，因致不可救药的，比比皆是。况且天花只出一次，痧疹可三五次，没有一定哪。小子因此不嫌辞费，详详细细地说，深愿有小孩人家，将我这本书仔仔细细地看。小孩长大成人，病痛总是有的，果真看了我这书，定然减少许多危险，那就我以前的儿女不白死，我这书也不白做了。

痧子病状与初起三大时期

出痧子有三大要件：一者是咳嗽，二者是发热，三者是心里难受。咳嗽有轻重，发热也有轻重。有极轻的咳嗽、极微的发热而出痧子的；断无丝毫不咳嗽、丝毫不发热会出痧子的；若是热重咳不畅，更是痧子最普通的证候。大约此病之来，先咳嗽，有眼泪鼻涕，并且有喷嚏呵欠。小孩子有这个症状时节，保护人总当他是重伤风，但是十次有八九次是出痧子。实在这个不是伤风，乃是痧子的前驱，可以说是前驱期。继

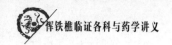

咳嗽而起的是发热，但是发热之后，咳嗽并不减少，或者还更厉害，有咳甚至于呕吐的。但是这个时期与前驱期不同，前驱期光光咳嗽，这个时期是发热与咳嗽同见，而且两样都逐渐加重。重要症状是咳甚而呕吐，或者完全咳不出，不爽快，面色绯红，眼睛亦红，神气昏沉，常默默不肯多话。这时期虽发热、咳嗽并见，而发热为主，可以名为发热期。

发热或三天或两天，就见疹点了，亦有初发热便见疹点的，不过大多数总是三天。这见点时候可不能说他是发疹期，因为痧子见点式样最多，有顺有逆，顺的平安，逆的危险；而逆证变化，尤其捉摸不定。所以鄙见将这初见点时划分为一个时期，名为传变期。

最初三逆证

咳嗽无论如何重，咳至呕吐，不算逆；完全咳不出，亦不算逆。若见气急鼻扇，就是逆证了。逆证有危险，不是逆证，没有危险。若问何以气急鼻扇就有危，因为气急鼻扇是气管枝发炎的证据。从咽喉直下是总气管，总气管之下分做两枝，两边肺叶里各有一个气管，这叫做支气管；支气管再分枝，分至极细，遍布于全体肺叶之内，就是医书上所谓孙络。出痧子前驱期总是咳嗽，咳嗽原因，因为气管中有风，咳的作用就是要风外出。风不得出，咳就格外厉害，喉咙气管都会红肿起来，这就叫做发炎。起初气管发炎，后来就会支气管发炎，再后来就会孙络发炎，一步重一步，这就叫做传里。大约到支气管发炎，就有气急鼻扇的见证，这是前驱期第一个险症。

其次发热，热度高、指头寒，是痧子普通有的，原不算险症。若是高热无汗，面部、鼻旁、口唇发青，那就危险了。若问所以然之故？病毒内攻，胃不能受，温温欲吐，则面部发青。鼻准两旁，医书上谓之人王，人王是属胃的。我们要知道，病人胸中难受与否，只要看这人王部发青与否。若是鼻准旁边，连及近口唇地方，一大片都是青的，那病就更深一步，危险也更加一层，此时手脚的冷必定更厉害。这个见证有寒有热，有虚有实，用药略为错一点，变端非同小可。这是发热期内一个很大的逆症。

痧子见点的时候，讲究很多。历来传说的话，都不很靠得住，后文再仔细讨论。如今长话短说，我不是定这一时期为传变期么，这传变期内最要紧的是大便不可泄泻。泻则下陷，痧子不得出，以后就步步棘手。这个病有一件奇处，病毒一定要从皮肤里出来。所谓出来，就是见红点。红点越见得多，病势越见轻减；若是红点见之无可再见，就是病毒净尽，病就好了。若是泄泻，红点就不见，或见得很少；若是泻得厉害，红点已经见的就会忽然没有，病必增剧。那病毒断断不从大便里出去的，所以泄泻是痧子最危险的逆证。

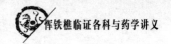

三 逆证治法

要知道第一个逆证（即前驱期的气急鼻扇）的治法，先要明白为什么气急鼻扇。须知咳嗽不是病，是体功的自然作用。譬如吃饭时候，偶然发笑，饭米弄到气管里去，那就顿时大咳特咳，必使误入的饭米咳出来才罢。此时的咳嗽，并非故意要咳，亦不能用意制止，是不受我们意识指使的，所以叫做体功自然作用。这个作用是专为保护气道，不使有妨碍的东西阑入而设。好一比公共场所，贴着"游客止步"的条子，你若冒冒失失闯进去，就会有人驱逐你出来，正是一样的理。痧子的咳嗽，为的是风寒袭肺，气管发痒，自然作用要驱逐这风寒，所以咳嗽。不过饭米咳嗽便驱逐得出，风寒却驱逐不出。因为驱逐不出，愈咳愈甚，至于喉间各种机体兴奋异常，气道呼吸为之不利；后来又因为气道不利，咳嗽更甚。如此迭为因果，增进不已，保护肺脏的自然作用反而为肺脏之害，称之为病，亦不为过，所以医书上都说咳嗽是肺脏之病。既然知道此理，对于第一逆症的治疗就容易着手了。只要帮助肺脏驱逐风寒，就是正当不误的方法。若是用药制止咳嗽，就是大错特错的方法。所以当此之时，若是无汗，便用麻黄发表；若是有汗，便用荆芥、防风、葛根等药疏散，却用杏仁、象贝、桑叶、橘红等宣肺化痰之品为副药，便是正当不误之药。若不知以疏散风寒为主，专门治咳，只将副药用为主药，便已落后一着，不能说是正确不误方法，更莫说用远志或肺露等等了。

要知第二个逆证治法，先要明白手冷面青是热向内攻。前文说有寒热虚实，此处何以说是热向内攻，安知不是寒聚于里呢？这却有一个讲究"表里"两个字的意义，"表"为皮毛，"里"为脏腑，但是热病初起（此指健全的小孩，若向来有病的不在此例），照《内经》的规矩，只病三阳，不病三阴的。痧子是发热的，自然在热病范围之内。如此"表里"两个字的意义，"表"为太阳，"里"为阳明。太阳就是皮毛，阳明却是肠胃。发热手冷、人王部位发青，在医学上讲是阳明经证。既是阳明经证，自然是热不是寒了。热向里攻，与内陷不同。内陷是泄泻，因为下面泄泻，津液奔迫向下，痧子因而不能达表。热向里攻却只在中焦胃家，是因为表闭的缘故。表层既闭，热不得出，不出则入，所以向里攻逼。因为向里攻逼，所以手冷也，也因为向里攻逼，胃中非常难受，所以人王之部发青。若青色连及口唇，就是虚象，就是正气不能胜病毒，浸浸乎有变成泄泻而下陷之倾向。因为环唇是太阴部位，就是拙著《伤寒研究》里面所说的"实则阳明，虚则太阴"了。既明白这个道理，第二个逆证的治法，也就不烦言可解。既是表闭是手冷面青的原因，正当治法自然解表。还是无汗用麻黄发汗，有汗用葛根解肌。若是舌润苔腻，用厚朴为副药；若是舌绛口苦，用黄芩为副药；若是舌干汗多烦躁，用石膏为副药，咳甚用象贝、杏仁、橘红为副药；痰多热重，用瓜蒌、桑叶、黄芩、黄连为副药。如此用药，就是正当不误的方法。若见口渴，以为劫津，用石斛养阴；若见神昏，以为热入心胞，用各种牛黄丸以及各种香药（凡有麝香的丸药，统谓之香药）；见有食积，就用保赤丹；病理不明，只知将他在师傅那里写方子时学来的本领漫然尝试，那就是大错而特错的方法。

要知第三个逆症治法，须先辨寒热。若是热泻，舌色必红绛而干糙，粪必甚臭，带老黄色。其余辨证方法虽多，大半是纸上谈兵，不能据以为准。高手必将脉象、面色、证情、舌苔四面合拢来考虑，然后似是而非处识得透、把得定，这个不是一件容易事情。本书目的是将病的常识告知病家，稍深之处，恕不详说了。单就舌色、粪色辨泄泻的寒热，除掉一二种疑难病证，其余也就十不离八。若是属热的，是两阳合病；若是属寒的，是太阴中寒。热的以葛根为主，寒的是炮姜为主。瘀子最怕出不出，或一出就没，所以总以葛根为主，取其辛凉透达。就是寒证炮姜为主，还得用葛根为副药，最好加柴胡。葛柴并用，既能解肌退热，又能升举下陷。凡是陷的证候都当升，所以《内经》上说："高者抑之，陷者举之。"如今为容易明白起见，将当用之药，以及无用敷衍之药，一一说明如下。

痧疹之用药

痧子最要药及次要药

麻黄，葛根，柴胡，炮姜。

以上四味是最要紧的主药。不过，麻黄用时较少，炮姜用得更少。麻黄必须无汗然后可用，炮姜只有泄泻属寒的用得着。

黄芩，黄连，石膏，竹叶。

以上四味是清热药，凉性，必须阳证热病，可以用为重要副药。若见太阴证者，此四味不可用。

杏仁，象贝，川贝，桑叶，橘红，瓜蒌，半夏，枇杷叶。

以上八味宣肺化痰，性平，为痧子重要副药，因痧子什九都见咳嗽之故。

枳实，槟榔，腹皮，山楂炭，枳壳，焦谷芽。

以上六味消导药，性平，痧子兼有食积时，此为重要副药。

赤苓，猪苓，通草，六一散，泽泻，车前。

以上六味利小便药，性平，咳嗽厉害、小便短赤，以及泄泻不止之症，此为重要副药。

以上二十九味是最要药，亦最为平正王道之品，用之得当可以随手而愈，免却许多危险。以下是次要药。

荆芥，防风，葱白，豆豉（以上发汗）；扁衣，芡实

（以上止泻）；栀子，连翘，蝉蜕，元参，天花粉（以上清热）；牛蒡，马勃（咽喉红肿者用此），西河柳，茅根（二味可为代茶品），地枯萝，莱菔子，冬瓜子（以上化痰）。

以上共十八味，为次要副药。重要正药及副药，用之得当，可以弭患无形；用之不当，却有生命之险。这无所用其怕，既名为药，原是补偏救弊的，当与不当，自然大有出入。但是次要副药却不然，用之而当，固然也有功效；用之不当，也无甚大危险。不过又有坏处，当病的来势狠重时节，想靠这个去病，却嫌力量太薄，委实靠不住；若当吃紧关头，用这种药，反能延宕时日，错过愈病机会。所以古人对于此等药不甚重视，以为成事不足，败事有余。近人却喜欢用这种药，以为虽不能愈病于反掌，却可以无大过失。又说与其孟浪图功，毋宁小心寡过。这话听来未尝无理，然而卤莽灭裂，有噬脐痛悔之时；首鼠犹豫，有稍纵即逝之憾。功固难图，过亦不寡。鄙意以为这个全是学识问题，单单从图功寡过方面着想，恐怕无有是处。不过见仁见智，在乎各人才地，却也无从勉强。说到这里，却有几句医学以外的闲话，要请病家注意：从前汉文帝不能用云中守魏尚，却拊髀太息，并世无廉颇、李牧，可见贵耳贱目，贤者不免。所以医生之难，难在识病；病家之难，难在识医。用药不当，病固无从得愈；信任不专，医生且无从用药矣。

第三期

痧子不可用之药及其理由

此外又有不可用之药：第一是石斛，第二是远志，第三是玉枢丹（即太乙丹，又名紫金锭）、保赤散、回春丹、至宝丹、牛黄丸、万氏牛黄丸、金鼠矢。不可用之药何限？一部《本草纲目》，除去几样可用之药，其余统是不可用的，何以单单提出这几种？若问这个理由，并无别的缘故，不过小子常常看见，用以上各种药而误事的甚真且确，所以特地提出来讨论一番。假使病家、医家都能虚心听受，保全的小孩就不啻恒河沙数了。

为什么要用石斛呢？用的人自然也有他的理由。他说小孩子热甚，最怕是壮热将阴液烧干，阴液既涸，病就不可救了。若用石斛，舌苔很糙的立刻就会转润，舌苔既润，阴分不涸，虽发热也就不要紧了，这就是用石斛的理由。又各种养阴药都嫌滋腻，惟有石斛绝不滋腻，所以放胆用之，别无顾忌。鄙见这话有个商量，须知热甚阴涸是少阴经的事，换一句话说，就是热病末传才见的证候，大约古人用天冬、玉竹、阿胶、鸡子黄的证候，用石斛是可以的，若是病在三阳，也

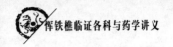

可用石斛，那就仲景的学说完全错了，《内经》也完全错了。《内经》上说："病温，虚甚死"。"虚"字指的是阴虚，也就指的是病之末传。若病在三阳，万无阴虚之理，拙著《内经讲义》中论之最详，这个时候贸然养阴，他只知道舌润阴可不竭，又岂知养阴病不得出呢？病毒经甘凉抑遏之后，胸膈痞满，变为烂喉、口糜、白痦种种恶候，都是不易收拾的。时医经验多些的，一面用石斛，一面却关照病家说，恐怕这病要出白痦。等到果然出了白痦，病家以为医生能预先知道，工夫不错。医生因为自己能预知白痦，已得意得胡天胡帝，至于病人死活，不暇问了。病家至死不悟，家中有别人病时，仍延此医。医生也至死不悟，替别人诊病时，还是用他的石斛。这个，小子无以名之，只好说是劫数。石斛不可用于伤寒系之温病，尤不可用于痧子。"伤寒系温病"五字是鄙人杜撰。然读者参观《温病讲义》卷四，当知此语绝不费解，且极重要。痧子之为病，译本《病理总论》谓原因不明了，然自药效言之，此病无汗者，当麻黄解表；有汗者，宜葛根透发，与伤寒方同一蹊径，则此病亦为伤寒系温病无疑。至于痧子何以必须从皮肤透发，余别有发明，当著专篇详之。至于石斛所以不可用，当是因此物能助腺体分泌之故。第观胃中干则口中无津，津液从唾腺来，唾腺与胃腺必有密切关系，故胃中得水能止口渴。鲜生地虽与石斛相似，其功用在能清血中亢热，增血中液体，与石斛完全不同。故当痧子已化燥未尽达之时，可以用鲜生地，不可用石斛。一用石斛，未尽达之痧子必不能达。惟热病末路，阴亏津涸，即吾《脉学讲义》中所谓"阴虚而热"之症，唾液涸竭，舌干而劫津，血液干极，热炽而神经失养，虽法用从治，而阴虚之甚，不能任药，自非霍石斛、鲜生地并用，不能有挽回万一之希望。（此就充分言之：凡治病不可失病机，表邪既解，热则未除，阴虚已见，石斛有可用之理，惟消息至微耳。）今之时医，往往一见舌干，即用石斛，甚且舌不干者亦用石斛，其弊在不知阴阳虚实，此则余所深恶痛绝者也。《条辨》《经纬》两书谬点奇多，而尤谬者无过于《广温热论》及叶案。石斛用于热病，实自叶始，而白㾦见于旧籍亦从叶始，此最耐人寻味者也。小子对于此事，曾几次受切肤之痛，所以体会得出来，白㾦疑即西国人名为急性粟粒结核（详拙著《伤寒辑义按》）。

　　至于远志，是为止咳而用的。那误用远志的见解，较之误用石斛更是不如。误用石斛，是不知先后；误用远志，却是全不识病。凡是咳嗽，都是体功自然作用，所以保护气道的。伤风咳嗽，是因为喉管发痒而咳；肺痈咳嗽，是因为肺络热郁发炎而咳嗽；肺萎咳嗽，是因为肺虚、肾虚，阴虚生内热，肺部不胜外界冷空气压迫（里面热就觉得外界冷，里面是实热，自然欢迎外界的冷；里面是虚热，却又抵拒外界的冷。），是因抵拒外冷而咳。

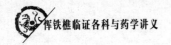

老年人多咳嗽，因为气管壁膜常生黏痰，为驱逐黏痰而咳。所以常生黏痰，则因肾虚，肾阳不能上蒸所致。远志能补肾火，往往其效如响，因既补肾阳，气管壁膜上黏痰就不生了。小孩子痧疹咳嗽，是风寒袭肺，气管发痒。前文所列主药麻黄、葛根，副药杏仁、象贝，乃是对证之药。若用补肾火的远志，岂不去题万里？然小子曾亲见小孩咳嗽厉害，有人妄用远志，希图幸中，别人见了，不问情由，居然效颦，一时对于风寒袭肺的咳嗽，用远志的竟习见不鲜。这个自然也有来历，不过我不知道出何典记罢了。然而不问是出何典记，总之是医学上不彻底的缘故，所以有此等谬妄举动。

玉枢、保赤等丹，为甚不好用呢？保赤丹是巴豆、胆星为主，其效用是攻食积与痰，且亦甚有效验，并无不可用之处。不过攻泻之药，要没有太阳表证方才可用，就是要发热有汗，手脚不冷，舌苔黄厚，方才可用。大分各种热病，手脚冷许是痰；痧疹，手脚冷多半是表闭，热向里攻。若再用保赤丹，就无有不内陷了。所以传变以后，或者可用；在初起三个时期内，断不可用。我所见的痧子逆证，多半是误用保赤丹。所以误用，大概有两层道理：第一是以意为之，以为小孩的病没有别样，不过是风寒食积，既是食积，自然可攻。第二抱定一个成见，以为伤寒下不厌迟，温病下不厌早，又以为南方无真伤寒，所有热病都是温病，于是凡是发热，只要用泻药一泻可以完事。他又何尝知道医学的难处？若是中国医学不过这样简单，可就真不值钱了。齐巧痧子最忌大便不实的，若是齐巧遇着这"温病下不厌早"的学说，这小孩就冤了。

牛黄丸、回春丹的不可吃，关系就更大了。这件事要说明，却关到一点稍深的医学，不免累赘些，仔细说个明白。读者须知本书绝非纸上谈兵。凡是学说不切实用的，都是没有彻底明了的缘故。那种废话，本书是没有的，所以话虽略多，未必便浪费了阅者的工夫。

痧疹，照古书上讲，是肺胃两经病，因为热是阳明胃，咳是太阴肺。譬如发热不咳嗽，或是咳嗽不发热，都不是痧子。两样并见，就大半要出痧子，这两样有交互的关系，咳若不畅，热就郁而不达，不肯遽退，热势增高，咳就格外厉害。咳若能畅，痧子便鲜红的透发出来；咳若不畅，痧子便不得出，不出即入，手脚就会冷，热就会向里攻，肺的方面就会气促鼻扇，胃的方面就会面青呕吐。所谓正当治法，就是一面疏散肺中的风，一面清凉胃家的热。石斛所以不可用，就因为吃了石斛咳就不爽。所以用正当治法，一百个就愈一百个；用石斛，就百个之中要死几十多了。这都是前文说过的，重说一遍，应该格外清楚些。但是为什么回春丹、牛黄丸等香药不可用呢？要知道这个，先要问为什么要用香药。各种儿科书上都说，小孩面

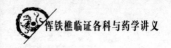

色发青是痰，这句话先不妥当，因不是本书范围之内，姑且搁起不论，读者只要知道"面青不是痰"就是了。惟其"有痰"的一说，所以小孩手脚牵动，都归咎于痰，吃了回春丹，痰就会从大便里出来，益发误认惊风的原因是痰。又见小孩气促，以为因痰而闭，麝香是能开闭的，儿科书中，理论如此，所以惊风总是用有牛黄、麝香的丸药。甚至于小孩手脚并不牵动，但见热甚，就先用回春丹、牛黄丸等预防起惊。这就是痧子吃香药的缘故。这件事真正失之毫厘，谬以千里啦。

痧子是热病之一。热病的变化，总是由外之内，其先太阳，其后阳明，正气既虚，就是少阴。只要将拙著《伤寒研究》涉猎一过，便是外行也可以懂得。照《伤寒论》上讲，以病毒传到少阴为最厉害。但是照事实上讲，病毒不止传少阴。明白些说，就是热病在太阳、阳明经的时节，传变的路不止少阴一条，他还能传入神经咧。

神经总汇之区是延髓，延髓和后脑相连。若是热甚，延髓受了影响，神经就会紧张起来；神经一有变化，手脚就会牵动起来，头颈就会向后仰，背就会攀起弓来。所以一见手脚牵动，就可以断定病毒已经侵及神经系；若还见角弓反张，即俗名"扳弓惊"的，就可以断定延髓受了影响。似这样的病，高手见了无有不束手的，倒是号称懂得推拿的倒有办法，不过生命总是危险罢了。

《伤寒论》上的痉病，《千金方》里的痉病，后世医书上的惊风，都是一类的神经系病，不过病毒有浅深，病性有缓急。在西医国书上名为延髓炎、脑膜炎的，便是这个了。《伤寒论》上将痉病提开，大约因为伤寒传少阴的多，传神经系的少，所以痉病在《金匮》里别为一门。但是《伤寒论》中也曾说，汗多再汗，遂能成痉。可知热病传神经的一条路，古人已经明明说出。或者又说中国医书从来不说脑，既不说脑，自然不知有神经了。此话亦不然，须知《内经》上屡说"规矩权衡"，这"规矩权衡"四个字，明明指出脑病症状的反面，不过读的人不懂罢了。

热病传变有两条路：一条是少阴，一条是神经系。热病传神经系，也有两条路：一条是误汗，一条是误用香药。误汗是本来发热汗多，因为想他退热，再用药发汗，就传入神经而为痉病。这个《伤寒论》中已经明明指示出来，误用香药，却是仲景没有说过的。麝香会入脑，牛黄也入脑，各种牛黄丸以及回春丹、太乙丹、神犀丹、至宝丹、金鼠矢、紫雪丹，重要成分总离不了这几样入脑的药。热病在太阳及阳明经的时候，本来要向阳明腑顺传，或向少阴经逆传，若用这些香药，病就换了一条路，直向神经系传了。病既入神经系，就显出种种败象。病家手忙脚乱，不惜重金延聘名医，而名医大半都是熟读《伤寒论》的，用

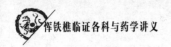

的药不外乎附子、吴萸、干姜、桂枝。这是用仲景治三阴的法子来治神经系的病证,文不对题,当然不效。又岂知用香药引病入神经系,是仲景不知道的呢?

从古以来,都知道病入阴经是极重的重证。然而遇着高手,果真有工夫的,确能十愈其七;若是病入神经系就糟了,至多十愈三四,还是轻的;若是真真痉病,简直百无一愈。小子的愚见,病人发热时节,千万不要存一个预防起惊的成见,孟浪用香药。就是热度高,神志昏迷,手脚微见牵动,千万不要误信王孟英、吴鞠通的谬说,以及各种儿科书上的梦话,轻易用香药尝试。须知高热用香药,是平白地引狼入室。神志昏迷、手脚牵动,是热甚神经受了影响,尚未到真个延髓发炎地位,此时只须用疏散、解肌、消导、清热种种方法,使得高热速退,其病自瘥。至于"热入心胞"的话,乃是的的确确的胡说,非从速纠正不可。我辈以医为业,一半是自身生计,一半是病家性命。小子因为身受切肤之痛,竭力研究,然后明白这些道理,所以不敢自秘者,实实在在是枯鱼过河之泣,不是老女炫嫁之谈。本书本为病家而作,本节不因不由的说了些较深的道理,小子说句不自量的话,同道若能虚心听受,包管临床时保全不少婴儿,读书时减少许多疑义。更说句迷信闲话,多生少杀,冥冥之中积有福德,会当俟报有时;若是多杀少生,恐怕地狱正非为他人而设。

痧痘之原理

此本是甲子年旧称，书中所谓"较深之医理"，当时因千头万绪，无从说起，今则略具于《生理》《脉学》《伤寒》三种讲义之中，读者当能理会，无待赘言。今有当申说明白者，条列如下。

一、痧子必须从皮肤透发之理。就病之形能推考，人体蕴毒皆以皮肤为宣泄之出路，此是体工①自救之唯一妙法。例如痧子、天花两种病，是先天毒，非由外面侵入者，此毒深伏在内，以适当时期外达。所谓适当时期，有两个条件：第一、须俟体内各脏器发育至于雏形悉具，然后此毒方外达，故小孩出痧子、出天花，总在乳齿既生之后。若乳齿未生以前，罕有见出痧子、天花者；有之，亦属千分之一之例外。盖乳齿未生，雏形未具，脏腑、肌肉、血液、腺体，皆未有截然分工之界限故也；第二、痧子、天花，决不无因而见。所谓因，即外感。四序之寒暖，有非常之时，最能使小孩伤风伤寒，此伤风伤寒为外因，而外因却能为内病发作之诱因。故认痧子、天花为传染病，非充分切合事实之理论。盖就表面观之，甲病，乙不病；然使甲乙两孩同居一室，甲孩病，乙孩即无有不病，而且病状相同，谓为传染，似无不合。然自真际言之，

---

① 体工：即身体，下同。

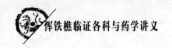

病毒本潜伏于驱体之内，发不发乃迟早问题。天花、痧子之主因是先天病毒，伤风、伤寒不过副因。与病人同室，不过非时寒暖之外，加有病菌空气，可谓双料副因。因而此双料副因，毕竟非时寒暖为宾中之主，其病菌空气实宾中之宾，故使离群独处之小孩，若遇非时寒暖伤寒、伤风，亦可以出痧子、天花；若已经出过天花、痧子，短时期中即与病孩同室，亦不传染。岂非"传染"云云非切合事实之理论乎？其一例也。

又如花柳毒，初期无论为白浊、为横痃、为鱼口下疳，亦无论用西法或中法，治之使愈，愈后辄患皮肤病。花柳非本体内蕴之毒，其初由于外铄，毒既入体，蕴酿而为病。如法治之而愈，十九皆有一部分药物不能涤除之病毒。此病毒潜伏于驱体之中，则遍身骨楚而感不适，乃其最后辄发泄于皮肤，剧者为疡、为癣，轻者亦为红点，通常谓之湿气。《霉疮秘录》谓之痧仁疬。痧仁疬之为状，介乎天花、痧子之间，其红点视痧子为大，其异于天花之处，在点疏而不灌浆；其性质与痧子、天花全异，盖痧子、天花为急性，而此则慢性也。然因药力不能荡涤之余毒，卒之体工自起救济，驱之使从皮肤发泄，则与天花、痧子同一蹊径。其二例也。

又如酒客沉溺于饮，因醉而血行失其常度，积年累月，血中新陈代谢之机能以渐失职，经隧溪谷中老废物不及疏泄向外，滞壅而沉淀，则为痛风，痛风之末路为血枯，为痉挛，为局部不仁，如此则为痼疾。假使不逐渐趋重，体工之能力有活动余地，则能驱之向外，而使皮肤发红点作痒，则为风湿，以故酒客多风湿。假使用药外治风湿，则痛风必增剧；假使风湿愈发愈多，则痛风必以渐瘥减。筋骨内之痛风，与皮肤外之风湿，互为消长，乃知确是体工驱病毒使外达也。其有风病不因饮酒而来者，古法辄治之以酒。《千金方》有醉仙酒，《内经》有醪醴治病法，乃知古人默会体工之形能，而利用其自然力以治病，故有此发明。其三例也。

此外，默察形能之机转，可得而言说者尚多，今姑省之，仅就以上三例，凡躯体内有蕴毒，体工之自然力苟尚有活动余地，必能驱之向外，以皮肤为宣泄之尾闾，殆甚真确而无可疑者，此则天花、痧子之原理也。既明此原理，则治痧子自当以透发为主。病有向外之机转；而用甘凉过抑之石斛、内窜蚀脑之香药，岂不背谬之甚也哉？

惊　风

发明惊风原理上及钱氏喻氏各家学说

恽铁樵曰：病之最普通习见而为吾侪所最当提前研究者，无过于伤寒温病，其次即为幼科。此而不明，不足以为医。此处既明，则凡病皆头头是道。自余各节，皆易晓也。吾初意以为治伤寒既通，则凡病可以尽通，古人亦多持此说者，继乃知其不然。盖伤寒之法，可以贯彻各种急性内科病，伤寒之理，且可以贯彻各种慢性内科病，然独不可以概括儿科，儿科盖别有蹊径。苟未尝专精研究，则治法鲜有能取效者。吾于前一二卷所言痧疹治法，多与伤寒法相通，此特一小部分耳。盖痧子之原理，与伤寒相同，幼科之其他治法，则与伤寒不同也。

幼科大别之，可分为三大部分。其一曰初生；其二曰急、慢惊风；其三曰痧痘。天痘最难治，今既有种痘法，鼻苗终身免疫，牛痘不限于幼时，则痘症问题已解决泰半。痧疹治法，既与伤寒相通，吾前卷所言，亦尚能与实际不背，且吾十余年来于痧疹，除坏病外，无有一次失败者，则痧疹问题，亦可谓解决泰半。至于初生，专指婴孩出世之最初一百二十日。此一百二十日中，种种疾病，均与成人不同，且婴儿太小，不能服药，此真儿科专家所当有事者。然此时期之病，轻者颇易治，以其无变化也。重者不可治，以其事全属先天，当注意于胎教。且婴儿除先天梅毒及脑水肿等数种不治之症外，其余非常之病，简直非医学范围内事，则初生虽有待于研究，尚非甚急之问题。若急、慢惊风，则不同矣。

惊风之所以异于伤寒者，伤寒是体温反应为病。虽湿、暍两种病，因空气中酸素关系，在伤寒范围之外，然毕竟病形尚与伤寒相滥，且治湿、暍，以清暑化湿为主，而目的却是退热。若惊风虽亦有因热而惊者，然既惊之后，热反处于宾位，徒退其热无益，惊即足以致命。因此病全属神经系，与伤寒截然不同。若以伤寒法施之，轻药丝毫无用，重药适足以促其生而已矣。须知此病与成人之风懿（即中风）、《金匮》之痉病同为脑症，古人不知此类病属脑，强以阴阳气血五脏分之。金元间人分中风为真中、类中，东垣以为是火，丹溪以为是痰，其实无一不误。《金匮》以瓜蒌、葛根治痉亦误，《伤寒论》以刚柔分痉，刚痉无汗，柔痉有汗，此说吾亦疑之。仲景既未言治法，《金匮》有治法亦不效。且汗为腺体方面事，为体温

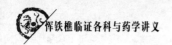

方面事，与神经绝少关系。惟大汗，血中液汁骤竭，神经可以枯燥而见抽搐痉挛，即所谓误汗成痉。除误汗可以成痉之外，更无与汗有何关涉之处，则痉之为病，何必问有汗、无汗，则刚痉、柔痉之定名，已先有商量之余地矣。惟我国旧习惯，苟一怀疑古之圣贤，社会辄予以叛徒之恶谥，相习成风，遂并当该怀之处而亦不敢。其实尊敬圣贤，自有尊敬之道，中庸以诚为教，以毋自欺为教。若明知前人之学说有可商之处，而曲为回护，无乃不诚。不诚岂是尊敬之正轨。至如喻嘉言，乃以刚痉、柔痉及仲景桂枝汤大辟后世惊风之说，此即近人所谓高压主义，亦即鄙人所谓捧金香炉论调，自有喻说。而惊风之治法，乃多一层障碍矣。

嘉言之言曰：惊风一门，古人凿空妄谈，后世之小儿，受其害者，不知千百亿兆。盖小儿初生，阴气未足，性属纯阳，身内易致生热，热甚则生风痰。亦有恒有腠理不密，易生寒邪，寒邪中人，先入太阳经。太阳之脉，起于目内眦，上额、交颠，还出别下项，夹脊，抵腰中，是以病则筋脉牵强，遂有抽掣、抽搦。妄用金石脑麝开关镇坠之药，引邪深入脏腑，千中千死。不知小儿易于外感，惟伤寒为独多。世之妄称惊风者，即此也。又伤寒门中，刚痉无汗，柔痉有汗。小儿刚痉少，柔痉多。世俗见其汗出不止，神昏不醒，便以慢惊为名，妄用参、芪、术、附闭塞腠理，热邪不得外越，亦为大害，但比金石差减耳。所以凡治小儿之热，须审其本元虚实，察其外邪轻重，或阴或阳，或表或里。但当撤其外邪出表，不当固邪入里也。仲景原有桂枝汤，舍而不用，徒事惊风，毫厘千里，岂胜言哉。又云：小儿外感壮热，多成痉病，后世多以惊风立名。又四证八候之凿说，实则指痉病之头摇手动者，为惊风之抽掣；指痉病之卒口噤、脚挛急者，为惊风之搐搦；指痉病之背反张者，为惊风之角弓反张。不治外淫之邪，反投金石之药，千中千死而不悟。

以上所录文字略有删节，意义无出入。

愚按：嘉言所言，其大旨认痉为太阳病，谓小儿之惊风，由发热传变而来。夫由热盛而惊，本所常见，然不过惊之一种。其不发热而惊者，实居多数。无论发热与否，均非可以伤寒法疗治者。况由发热而惊，乃热盛神经被炙而起变化，虽其病由伤寒转属而来，但既惊之后，即非体温反射为病。桂枝汤乃治疗太阳反射之药，不得混为一谈，甚为明显。度嘉言当日对于此病，未尝不有一种疑莫能明之痛苦，不过好为高论，显得自己见解高人一等，故抬出仲景，以为高压。世故不乏有经验之医生，明知嘉言所言非是，而无术驳回，遂缄口结舌，不复申说。而治惊风之验方，则深闭固拒，不肯公开。于是高谈医理之医生，无一人能知惊风治法，巫觋①稳婆，转得拾一二秘方以谋衣

———————

① 巫觋：女称"巫"，男称"觋"。

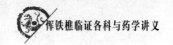

食。至今日，惊风一门，业医者亦自认不能治。无知村姬之秘方，有时乃以神效特闻。此种状况，若长久不变，不但小孩枉死者多，于医学前途，亦属一大障碍。吾非欲取彼巫觋稳婆之饭碗而代之也，彼等毫无医学知识，仅有秘方，则病之与彼秘方合者可愈，与彼秘方不合者不能变通，则必反受其害。是须以病就方，不能以方治病，此中利害，有显然者。吾尝思之，惊风治法所以有效方者，其最远之来源，仍不外乎书籍，断非巫觋授受，别成系统。其所以分歧之故，不外乎医家高谈空理，嚣然自大，其实不得真传；而得真传者，则深秘固拒。又凡治神经系病之药，迥非寻常药品。苟非做成丸药，秘不示人，则一经公开，必遭指摘，病家必不敢服，可断言也。今吾以钱仲阳以下著名幼科较近情理之学说，辑为一编，而以生平经验，附说明于各节之后，务期稳妥有效，亦务期开诚布公，扫除客气。其有疑不能明者，未能详备者，后来明达，匡辅不逮，是所望也。

楼全善曰：惊搐一也，而有晨夕之分、表里之异。身热力大者为急惊，身冷力小者为慢惊。仆地作声、醒时吐沫者为痫，头目仰视者为天吊，角弓反张者为痉，各不同也。

钱仲阳云：因潮热发搐，在寅卯辰时者，为肝病；身壮热，目上视，手足动摇，口内生热涎，颈项强急，为肝病。因潮热发搐，在巳午未时者，为心病；心惕，目上视，白睛赤色，牙关紧急，口内生涎，手足动摇，为心病。因潮热发搐，在申酉戌时者，为肺病；不甚搐而喘，口噤斜视，身热如火，睡露睛，手足冷，大便淡黄水，为肺病。因潮热发搐，在亥子丑时者，为肾病；不甚搐而卧不稳，身体温，目睛紧，斜视，喉中有痰，大便银褐色，乳食不消，多睡不省，为肾病。

愚按：以上肝、心、肺、肾，凡四脏，不言脾者，以脾属慢惊也。循绎其文，用意颇深远。所谓肝病者非肝病，心病者非心病，乃脏气病也。脏气所生者，为生长化收藏。肝病者逆生气，心病者逆长气，肺病者逆收气，肾病者逆藏气也。言寅卯巳午申酉亥子者，一日之生长化收藏也。《内经》之法分三级，生长老病已统一身言之，生长化收藏统一年言之，鸡鸣平旦日中合夜统一日言之。今以小儿之病分隶一日之二分二至，与《内经》之法相合，此必有所受。钱氏医术虽精，若谓能戛戛独造，与《内经》相暗合，智力或尚未及此。抑钱氏若本《内经》之法，创为学说，必声明其所由来。今书中只言其然，而不言其所以然，可知非是。审是，则自《颅囟经》失传而后，能略存古意者，当以《小儿药证直诀》一书为巨擘矣。古经方失传之后，一二存者，胥①在《千金方》中。《颅囟经》失传之后，古意一二存者，胥在《药证直诀》之

---

① 胥：都，皆。

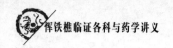

中。然其方则是，其说病理亦多费解之处。鄙人亦未能一一为之诠释，聊选数节，以当尝鼎一脔。

钱氏又云：肝病者，当补肾治肝，补肾地黄丸、治肝泻青丸。○心病者，当补肝治心，补肝地黄丸，治心导赤散、凉惊丸。○肺病者，当补脾治肝治心，补脾益黄散，治肝泻青丸，治心导赤散。○肾病者，当补脾治心，补脾益黄散，治心导赤散、凉惊丸。各方列后。

地黄丸　生地八两，萸肉四两，山药四两，丹皮三两，泽泻三两，茯苓三两，本方加防风、羌活各二两，名加味地黄丸。

按：此即崔行功六味丸，分量乃丸药一料之量，就中萸肉一味太重，此药酸敛异常，等于五味子，宜轻用。鄙意小儿惊风服此，以煎剂为宜，分量准原方二十分之一为一剂。其萸肉一味，但用四分足矣。

泻青丸　当归、龙胆草、川芎、山栀、羌活、制军、防风，以上各药等分，蜜丸，竹叶汤下。

按：此是钱氏自制之方药，以苦降为主，甚为合法。当归一味，意在补血，宜用归身。川芎一味，为当归之佐。归当重，芎当轻。胆草为泻肝主药，熟军为佐药，二味皆为劫药，有大力量，宜少不宜多。羌、防为风药，须视外感为进退。此方本宜制丸，惟制丸则药量不能活变，仍以煎剂为适当。

导赤散　生地、木通、甘草，等分，研末。清水加竹叶七片煎汤过服，每服三钱，一方不用甘草，用黄芩。

按：此方分量，亦须变通。生地质重，木通质轻，不可等分。甘草亦宜轻，非不可重，为其甜也。此方以木通为主药，分利小便，所谓心邪从小肠泻也。心配赤色，故名导赤。

凉惊丸 龙胆草三两，防风三两，青黛三两，钩尖二两，川连五两，犀黄一字，麝香一字，冰片一字，面糊，粟米大，每服三五丸，金银花汤下。

按：此亦钱氏自制方，就中川连当作三钱，青黛无甚关系，可减为一钱，犀、麝、冰片属伤寒系，各热病忌用，不可轻忽。所谓一字者，古人以五铢钱抄药，药量仅盖钱之一字，谓之一字，约半分许。惊风用此，转嫌太轻，当以一分为是。

益黄散 陈皮一两，青皮五钱，诃子肉五钱，炙草五钱，丁香二钱，研末，每服二钱。

按：此亦钱氏自制方，分量可以不改。脾配黄色，补脾故名益黄。凡胃喜湿，脾喜燥，阳明从燥化，太阴从湿化也。方中二陈、丁香为温燥之品，故补脾，热壮、面赤、唇红、燥者忌用。

以上五方，最为平稳适当之剂。苟能辨证真确，施之无不立效，而所难者即在辨证真确。以故前此本校讲义皆注重理论，嗣后当稍稍侧重实用方面。学者苟不将前此各讲义理论注意研求，徒有方药无益也。

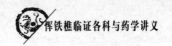

　　钱氏又云：急惊本因热生于心，身热面赤引饮，口中热气出，二便黄赤，剧则发搐。盖热盛则风生，属肝，此阳盛阴虚也。利惊丸主之，以除痰热，不可用巴豆及温药大下之，恐搐虚，热不消也。小儿热痰客于心胃，因闻大声非常，则动而惊搐矣。若热极，虽不闻声及惊，亦自发搐。

　　利惊丸　轻粉一钱，青黛一钱，牵牛末五钱，天竺黄一钱，蜜丸如小豆，薄荷汤下。

　　按：此方治急惊痰热潮搐。轻粉能下痰，于小儿惊风颇效，虽是大毒，药对证则无妨。惟不宜多服，一粒、两粒已足。

第五期

沈氏惊风说

发明惊风原理下及沈氏学说

乾隆间，无锡沈芊录金鳌著《尊生方》，旧医书中善本也。幼科门中《幼科释谜》一编中有惊风篇，沈氏自撰小引，文属韵语，便于诵习。兹录之如下。

小儿之病，最重惟惊。惊必发搐，惊必窜睛。惊必牙紧，惊必面青。惊必鱼口，惊必弓形。心经热积，肝部风生。肝风心火，二脏交争。血乱气壅，痰涎与并。百脉凝滞，关窍不灵。或急或慢，随其所撄。急由阳盛，慢属阴凝。急缘实病，慢自虚成。急惊之症，暴疾难名。种种恶候，一一并呈。迨其发定，了了神清。揆厥所由，调护失情。昼抱当风，夜卧厚衾。多食辛辣，偶触鼓钲。跌仆嚷叫，人物雷霆。凡诸惊恐，动魄乱经。一旦病作，讵比寻恒。慢惊之证，睡卧靡宁。乍发乍静，神思昏瞑。大抵久病，逐渐势增。吐泻疟利，消耗匪轻。脾虚胃弱，阳常不升。虚邪火旺，肝不来乘。淹延困顿，遂致命倾。有慢脾风，症更堪

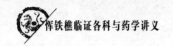

憎。慢惊之后，虚极难胜。病全归脾，故慢脾称。脾家痰饮，凝聚胸膺。脾家虚热，来往相仍。脾困气乏，肢冷目瞪。频呕腥臭，微搐焦声。无风客逐，无惊可平。十不救一，魂魄归冥。又有天吊，状若祟凭。头目仰视，身热不停。爪青肢疭，是真病情。邪热毒气，壅遏心精。颇难调治，医学速营。诸惊疾发，诊视察听。表里虚实，尤贵详明。惊风之属，痫痉易醒。更多兼症，一一细评。毋轻心掉，毋躐等行。方治无误，医始称能。

愚按：沈氏此文，乃举急、慢惊风概括言之，文字虽不多，惊之病状已尽于此。至其原理，虽十万言不能尽。旧籍医方可采者甚多，说理则汗牛充栋之书皆非是。兹就鄙人所知者，大略为之说明如下。

发搐，手脚抽掣也；窜睛，目斜视也；鱼口，谓病儿之唇吻作势前努、哑弄不已，恰如鱼之努唇唼喋也；面青，谓颜额鼻旁色泽晦滞，隐隐显青色也；弓形，头项背脊劲强，反张向后作弧形也。以上皆急惊症象，自"心经积热"句起，至"了了神清"句止，综言急、慢惊病状及病理。"揆厥所由"句起，至"讵比寻恒"句止，推究惊风之由来，示人以调护避免之方。其说半数可以取法，却不全合真际，兹再释之如下。

第一段文字，言惊风必见症，但非必全见，见其一即是。云心经积热，实是阳明经病，并非手少阴经病。自愚意言之，所谓心经积热，盖指面赤者言之。惊风家既以面青者属之肝，自以面赤者属之心矣。然《内经》之法，心不受邪，故后世皆言心包络，而仲景《伤寒论》独不言心包络。今按心包络即心囊，并不能发热，亦不能使人神昏谵语，则热入心包云云，自当纠正。再小儿手足抽搐，热壮面赤者，皆属胃中有积，为易愈之症。说详前卷及《伤寒讲义》，心经积热一语，委实可商。

肝部生风云者，即因其动。抽搐是动，筋惕肉𥆧亦是动，皆不由意志命令而自动者；小孩手足牵动谓之风，成人口眼㖞斜亦谓之风，皆指不由意志命令而动之谓。故阳明腑证之循衣摸床、撮空理线，少阴证之循衣摸床、撮空理线，此两语皆所以形容手动之状。古人于少阴证则用此两语，于阳明证则谓之手舞足蹈，其实是无意识的分别，故纸上空谈，言之凿凿，临床之顷涉疑似，便尔束手，读者但观拙著医案便知，故余不复分别。时医皆谓之动风。推究此"风"字之所由来，《易经》"风以动之"一语，实其语根，《左传》"风淫末疾"亦是。是"风"字之命名，由来旧矣。但有一不可思议之点，此所谓风，不过因其动耳，并非风云雷雨之风，甚为明显。《易经》谓云从龙，风从虎。韩退之《杂说》谓龙嘘气成云，古语有"虎啸生风"之说。按之事实，恐未必的确。盖云为地气，并非由龙嘘；风为空气动，并非由虎啸生。治文学可以据为典实，治科学则不足据为典实。然所

171

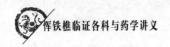

谓风从虎，是指风云雷雨之风，却无疑也。又《本草》独活条下李时珍云：独活一茎直上，无风则摇，有风反不动。此亦事理所无，然所谓无风有风，亦指风云雷雨之风无疑。乃医籍谓虎骨可以治风，独活可以定风。此两味药之为风药，极为普通。凡稍稍涉猎医籍者，无不知之，且用以治风病，亦极有效验。此何说欤？将谓人身不由意志命令之动之为风，与风云雷雨之风为一物欤？假使以此问题征答案，则一般医生当曰：人身一小天地，人体动风之风，等于天地之风。问即使相等，何故虎骨与独活可以治风，则彼当曰：此所谓医者意也，如事事无理由可言，医学安得有进步。

风药入人体中，血输起若何变化，筋骨脏器起若何变化，此或当俟医化学进步之后，然后知之。第就鄙人所得者言之，似虫类能治内风者甚多。其所以能治内风，似病人得虫类制成之药品，则纤维神经之紧张者便得缓和。鄙人所以能知此者，则因躬自试验之故。吾于三十五岁患耳聋，百药不效。嗣服药太多，遂致腹胀心跳，脚软手颤，胃呆便闭。种种病证，自腹胀、胃呆言之，颇近《灵枢》所谓积聚，而攻之不效，意属胃病。而治肝胃不效，嗣以《千金》耆婆丸攻之则效。耆婆丸中有蜈蚣、蜥蜴、芫青诸虫类者也，乃悟贱恙竟是药虫。自服耆婆丸后，得黑粪多次，积聚去而风则大动。嗣后一意以虫药为治，得虫便觉神经弛缓，手亦不颤，先时手颤之程度颇剧，饮茶不能持满，握笔不能成字，今则丝毫不颤，能作小楷矣。因此悟得回天再造丸、大活络丸之治中风，用蕲蛇与乌梢、白花蛇、全蝎等，及惊风门之用虫类，均是此意。《野史》载清初海兰察多御女而生食蜘蛛。《阅微草堂笔记》谓有生吞赤练蛇，自言能增里者，见者惊诧，其实皆祛风之故耳。夫所谓内风，既专指不随意动作而言，即无非神经紧张之故。神经紧张则不能调节血行，木强而体弱，缓则能调节血行，柔和而体健。虎骨、独活等之能治风，则因先有单方之故。章太炎先生谓药物疗病，大抵起于单方。盖草昧之时，未有医术，偶患何病，偶服一草得愈，遂传之他人，历试不爽，遂著为《本草》。即唐宋以来增附药品，亦非医生自知其效，必有单方在前耳。今西药中金鸡哪①，即彼中患疟者所自求也。太炎先生精医学，又精朴学，其言自有价值。又吾前所记种牛痘之法，亦是得之偶然。又彼某甲之吞赤蛇，海兰察之吞蜘蛛，亦是如此。抑尤有说者，某医案载有患阳明腑证者，医禁食生冷，病人乃自起恣饮冷水两碗，霍然而愈。又数年前，有友人患热病，大肠绞闭，热不得退，梦食柿甚适，醒而闻巷口有叫卖朱柿者，购食五七枚，病遂霍然。凡

---

① 金鸡哪：应为"金鸡纳"，金鸡纳是一种有名的药材，是茜草科常绿乔木，原产秘鲁，抗疟疾的特效药奎宁就是从它们的树皮中提取出来的，这一属植物都可以提取出奎宁。

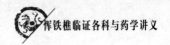

若此者，皆谓之生理自然需求。此自然需求在最初当为医药起点之惟一原因，惟其生理有自然需求，然后药效有偶然发现之可能。其后经验既多，由甲及乙，有理可推，遂成医学。然则谓虎啸生风，故虎骨可以愈风病；独活见风不摇，故独活可以愈风病，此等说法，皆附会之谈而已。故鄙意肝生风云者，只是神经起变化。种种泻肝、柔肝之药，亦只是柔缓神经。不过由食积发生之病，其源在胃。由惊怖发生之病，其源在交感神经节。然则古书所谓肝病，殆即交感神经节为病也。交感神经节亦是设想如此，未能证实，神经经路大略详后。

慢惊是虚证，故楼全善以身冷力小者为慢惊，沈氏则更于慢惊之外出慢脾之名。以病状分之，却有此种症象，惟界限总不易明了。此亦犹伤寒六经兼证多，专证少。临床之顷易迷惑也。焦声、啼声异常，如猫叫也，目斜焦声，皆不救之证。目斜是滑车神经宽紧不匀之故，焦声当是腺体与神经并病，故喉头音带起非常变化。其病视目斜为更深，尤属必死。天吊，后世医籍以两目上视者为天吊。沈氏兼言头仰，是即真延髓炎症，与角弓反张不同。角弓反张，头项与背全作弧形向后，病作则反张颇甚，少顷仍能恢复原状。若真延髓炎症，但颈项反折，既见之后，便一往不复，不能恢复，幸而愈者，百不得一。盖角弓反张，乃运动神经纤维痉挛，天吊乃延髓膜挛急，成人亦有患此者，即古所谓痉。西医行脊椎穿刺，换去督脉管中液汁，有幸而愈者。小孩则不能任穿刺，故无治法。近顷有用热水袋熨脑后一昼夜，竟得渐愈者。老友王钝根之两岁儿病此，试之而效。然吾仍疑不能明，或者病机迟早有关系，否则病之性质有不同，须再研究也。

沈氏又云：治慢惊者，古书亦无可根据，惟称急惊为阳痫，慢惊为阴痫而已。盖慢惊属阴，阴主静而抽缓，故曰慢。其候皆因外感风寒，内作吐泻，或得于大病之后，或误治传变而成。目慢神昏，手足偏动，口角流涎，身微温，眼上视，或斜转，或两手握拳而搐，或兼两足掣动。各辨男女左右，男左搐者为顺，反则逆；女右搐者为顺，反则逆。口气冷而缓，或囟门陷，此虚证也。脉沉无力，睡则露睛，此真阳衰耗而阴邪独盛。阴盛生寒，寒为水化，水生肝木，木为风化，木克脾土。胃为脾之腑，故胃中有风，瘛疭渐生。其瘛疭状，两肩微耸，两手下垂，时复动摇不已者，名曰慢惊。宜以青州白丸、苏合丸入姜汁杵匀，米饮调下。虚极者加金液丹。

愚按：阴痫、阳痫，仅有其名而无其理。本节所言之理，又以五行生克为说，不可为训。其男左女右云云，亦是想当然之说，未见真确，此因不知各神经中枢皆有特殊领域之故。

按：神经系最复杂，仅仅欲明大略，已非精图与模型不办。本书力有未逮，兹仅就形能说法，言其大

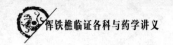

略之大略。凡神经可分为两部：其一曰中枢神经，原动力之所在也；其二曰末梢神经，势力之所及也。中枢神经专指在大小脑及延髓脊髓之内者而言；末梢神经则指遍体分布之纤维。就其能力言之，可大别为两种：曰运动神经，曰感觉神经。凡属知的方面，皆属于感觉神经。如耳目口鼻之有色声香味诸觉，肌肤之有触觉感觉之种种不同，由于各感觉神经之发源与终了地位各自不同之故。凡属于动的方面，皆属于运动神经。肌肉肢指之运动，各有专职，各不失职者，由于有起迄不同之各运动神经专司其事之故。寻常之动作为随意运动，乃由官能受意志命令而动者，其非常动作，不由意志命令而动者，乃反射运动，是即痉挛抽搐之类。

仅手抽搐而脚无恙者，上肢神经受病也；仅脚抽搐而手无恙者，下肢神经受病也。上、下肢神经，均发源于大脑正中回转之大脑皮。下肢神经之起点在正中回转之最上部，上肢神经起点在其中央。更有司面部肌肉运动及舌咽运动之神经，其起点在正中回转之最下部。此三种神经，从起点处过大脑向小脑至于延髓，更从延髓下入脊髓，其终点名前角神经细胞，中枢神经至此告一段落。前角细胞复放出纤维，分布肢体各区域，是为末梢神经。前角细胞者，末梢神经之起点也。

大脑与小脑之间有一髓体，专为联络大、小两脑者，西国学名，谓之 Varolio 氏桥。吾人可弗深求，为便于记忆起见，名之曰桥髓。大脑皮与桥髓之间更有一重要机件，为神经所通过者，谓之内囊，发源于大脑皮之神经，至内囊部有一约束，自此约束之后变换其地位，发源于大脑皮最下部之舌咽神经，占内囊部之上部，司面部之运动神经次之。自大脑皮中部而来之上肢神经，占内囊脚之中部，自大脑皮上部而来之下肢神经，占内囊脚之下部，更进而通过大脑脚之中央，至于桥髓。

小脑有横行纤维，各神经从桥髓入小脑，因经横行纤维之故而分离，至延髓则复行集合而成神经索，谓之锥体。至延髓与颈髓交界之处，锥体分而为二：其一曰锥体前索道，其二曰锥体侧索道。此两索之神经颇多交互，大分从前索移入侧索，从延髓至颈髓交互尤多。亦有从侧索直下脊髓而不交互者，至脊髓之前角细胞，为中枢神经之终点。更从前角细胞发出纤维，入于肢体各部之筋肉与各官能。

脑髓之形，回环往复而多折叠。每一回环谓之一回转，每一襞褶谓之沟。其最重要者，正中沟也。正中沟之内部，非常重要之机件咸萃集之。此最重要部分，前至大脑，后至延髓之一区域，名菱形窝。菱形窝中有多数之核，为各种神经所自出，曰神经核。内囊部附近有名视神经床者，神经核之大而重要者也。目系之视神经从此核发生。其肢体、面部、躯干各神

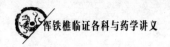

经，亦强半经过此核，而与此核发生连带关系。故偏身劲强，四肢瘛疭，目珠辄上视或斜视，即因此故；《内经》所谓诸脉皆属于目者，即是指此。诸脉皆属于目一语，就病之形能推勘而得。其云脉，非指动、静脉之脉，乃指筋。《经》文诸筋皆属于肝，诸脉皆属于目。此筋与脉，实是遍身分布之末梢纤维神经，此丝毫无疑义者。

　　是故两手瘛疭者，上肢神经受病也；两脚瘛疭者，下肢神经受病也；手脚均瘛疭者，众神经集合之神经索受病也；成人半身不遂者，内囊脚受病也。西医籍谓脑出血侵及内裹脚，则半身知觉运动均感不仁，是必神经纤维过内囊脚时，左右肢之中枢分属之故。左手、右脚，或右手、左脚不仁者，神经之交叉点受病也。无论何种瘛疭，眼珠必斜视或上视者，因神经与视神经床有连带关系也。他若一肢动摇或独摇者，单独之神经纤维受病也。准此，则谓男左手脚抽搐为顺，右手脚抽搐为逆，女子反是者，其说不可通。因抽搐时左右不同者，可以男女为言，其上肢、下肢不同者，则何如？又左手、右脚，或右手、左脚抽搐者，又何如？故曰是想当然之说，不可为训也。

第六期

惊风成方甲并说

　　吾人既略明神经径路，乃知古人所言之惊风病理强半非是；男左女右顺逆之说，既显然非是；即血虚肝王火动生风等语，亦复似是而非；乃至四证八候等说，无一非模糊影响之谈。所谓四证八候者，惊、风、痰、热，谓之四证；搐、搦、掣、颤、反、引、窜、视，谓之八候。吾尝一再思索，竟不知其命意所在。热谓发热，痰谓多痰；惊与风二字，若何分法，则不可知？又窜视谓目上视或歧视也，反引谓项背向后反张也。颤谓颤动，掣谓抽掣，搐、搦谓手指拘挛。就字面解释，不过如此。然若何是八候？搐、搦、掣、颤，总而言之，不过痉挛。若云分之为两候，既未明痉挛之原理，何能别手指拘挛与手脚抽搐之不同？且手脚抽搐者，手指殆无不拘挛，又何从分之为两候？至于反张与窜视，固明明是两种病状，但既不明反张、窜视之所以然，而漫然为之别曰，此为一候，此为两候，究竟于治病何补，此非无意识之分别乎？又所言

179

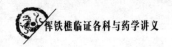

惊风病源，亦多半不可为训。例如沈金鳌所谓"搐厥所原，调护失情。昼抱当风，夜卧厚衾。多食辛辣，偶触鼓钲。跌仆嚷叫，人物雷霆。凡诸惊恐，动魄乱经"。此其所言者，亦复不甚的确。吹风与跌仆，为小孩不可避免之事。吹风跌仆，亦不定起惊。且多吹风则皮肤致密，抵抗力强，不易受感冒。彼渔船上小孩，终年不病，其明证也。跌仆，凡活泼之小孩皆有之。病孩终日偃卧者，乃不跌仆；跳跃运动，肌肉即赖以发育。今以惊风归咎于昼抱当风与跌仆，是欲将小孩禁锢于密室而不许跳跃，即使不惊，已奄奄无生气。所谓调护不失情者，当如是耶？古人对于惊风病理，既多谬妄；对于惊风病源，复不的确。然则旧说不足存欤？是又不然。

鄙人于惊风经验苦不足，于中风则能辨死活、决愈期；于其他内风诸病，亦尚能知其所以然之故。且于各种风药，十九皆躬自试服，而心知其效力。本吾种种知识，以观惊风门诸成方，而决其必然有效。又观古人所辑惊风医籍，往往附有惊风不治证数条。既有不治证，益可反证其他可治证必能取效矣。但病理模糊，病源不确，则不能为有条理之言，俾后人可以取法。故惊与风分为两层，风与搐又分为两层，而不能为分明之界说。后人读其书者，只觉纠缠不清，无从领会治法。李仲南有云：病在惊，不可妄治封盖。惊由痰热，只可推热化痰，而惊自止。病在痰不可妄治，惊急须退热化痰。病在风，不可便治搐，该风由惊作，只可利惊化痰，其风自散。若惊亦有搐，用截风散，至妙之道；若治惊而痰不化热，亦不退云云。此段文字委实莫名其妙，盖非文字程度关系，乃病理不明故也。然则虽有效药，亦幸中而已。今为医药谋进步起见，不辞僭妄。以吾个人意见，将各方分为三级，系以说明。庶几读者手此一编，可以施诸实用。其未能入细之处，限于能力，进一步之研究，尚有待于后来也。

惊风成方甲级

辰砂膏　辰砂三钱，硼砂一钱半，元明粉二钱，全蝎一钱，真珠粉一钱，元寸一字，元寸即麝香之最佳者，一字约五厘。

上七味，分别研末，用煮烂红枣五枚，去皮核，调和密泥。每用豆大一粒，薄荷汤调服。

上方治诸惊潮热。月内婴儿，乳汁调涂乳头，令吮。

宣风散　全蝎二十一个，去头尾，酒涂炙，研细，加麝香少许。每用半字，银花汤调服。

上方治断脐后外伤风湿，唇青撮口，多啼不乳，吐白沫。

丹溪金乌散　蜈蚣半条，酒浸，炙，川乌尖三个。

元寸少许，同研末，密泥勿泄气。每用半字，银花汤调服。

上方治脐风。

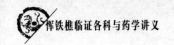

调气益黄散　蜈蚣一条，酒炙，蝎尾四个，僵蚕七个，瞿麦五分。

上四味，研细末。每用一字，吹鼻中取嚏，啼者可治。仍用薄荷汤调一字服。

上方治惊风噤口，撮口脐风。

夺命散　铜青二钱，朱砂二钱，轻粉五分，元寸五厘，蝎尾十四个，去针。

每用五分，薄荷汤下。

上方亦研末用，治天吊，脐风，卒死，撮口，鹅口，木舌，喉痹，疟腮，风壅，吐涎，药后得定，依症调理。

濒山截风丹　全蝎去毒，炒、僵蚕炒、白附子炮、南星泡、天麻各二钱半，朱砂一钱，蜈蚣一条，酒炙，元寸一字，蜜丸绿豆大。

上方治急惊，每用三丸，银花、薄荷汤调下。

全蝎散　全蝎二十四个，薄荷叶包，炙。

僵蚕去丝及嘴，五钱，薄荷叶包，炙，南星一两，用姜一两、鲜薄荷二两，同捣做饼，晒干（如急惊，不用南星，加煨大黄一两）。白附子炮，三钱，防风、天麻、炙草、朱砂、川芎各五钱，共为末。一岁儿服一字，二岁儿服半钱，量岁数大小病情轻重加减。身热发搐，火府散调下，慢惊生姜汤下。

附火府散方　生地、木通各一两，黄芩、炙甘草各五钱，每用二钱，水煎温服。

郑氏驱风膏 辰砂、蝎尾、当归、山栀、川芎、胆草、羌活、防风、大黄、甘草。

以上十味，各一钱，加元寸一字，炼赤砂糖丸如芡实大。三岁以上病重者三丸，三岁以下者一丸。薄荷汤化下。

上方治肝风筋脉拘急，面红，面青，眼上视。

南星散 南星八九钱重者一个，掘地坑，深尺许，用炭五斤，烧通红，醋一碗，洒坑中，即投南星，以火炭密盖，又用盆覆。时许取出，研为末，入琥珀、全蝎各一钱。每用二字，生姜防风汤下。

上方治慢惊，祛风豁痰。

本事保命丹 虎睛一对，瓦上炙干，朱砂五分，全蝎、麝香各五分，蜈蚣二条，去头、尾，天麻三钱。

上药研末，蜜丸，又入水麝窖定。急、慢惊风均可服，每次豆大三丸，薄荷汤下。

牛黄丸 胆星二钱半，全蝎一钱半，蝉蜕一钱半，防风一钱半，牛黄一钱半，白附子一钱半，僵蚕一钱半，天麻一钱半，元寸一分。

上药研细末枣肉丸绿豆大，每服三五丸，荆芥姜汤下。

上方治小儿惊痫，迷闷，抽掣，涎痰。

钩藤饮 钩尖五钱，人参五钱，犀角五钱，全蝎一钱，天麻二钱，甘草五分，研末，每用一钱，煎服。

上方治天吊潮热。

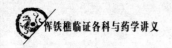

天麻丸 南星二钱，天麻二钱，白附子一钱，牙硝一钱，川灵脂一钱，全蝎一钱，轻粉五分，巴豆霜二钱。

上药研细末，粥汤和丸，如麻子大。每服十丸，薄荷汤下。

上方治小儿食痫有痰。

罗氏牛黄丸 白花蛇肉、全蝎、白附子、生川乌须一枚重半两者、天麻、薄荷各五钱，以上六味先为末，后药另研加入，雄黄五钱，朱砂三钱，冰片五钱，牛黄三钱，元寸一钱，以上五味各研与前药和匀。

另用麻黄去根二两，酒一升。煎至一盏，去渣，入前药，熬令相得，勿至焦。众手疾丸如芡实大，密藏勿泄气。每丸作五服，金银薄荷汤下。大能发散惊邪。

上方治急、慢惊风，五痫，天吊，潮涎灌壅。

一字散 南星泡，五钱，蝉蜕、全蝎、僵蚕各五分。

上方研细末，入荞麦面一钱，用石榴壳一枚，内诸药，盐泥封固，于灶中漫火上烧之，泥燥为度。每服一字，酒下。此方大能醒风爽精神。

牛黄散 牛黄五钱，天竺黄、朱砂、麝香各一钱，钩尖、蝎尾各一钱。

上药研末，每服一字，水下。

此方清心截风，有奇效。

三解牛黄散 僵蚕、全蝎、防风、白附子、桔梗、大黄、炙草、茯苓、黄芩、人参、郁金。

上药等分，研细末。每服五分至一钱，量儿年龄、病轻重加减。薄荷汤调下。

上方治实热潮热。

牛黄膏　蝎尾四十九枚，巴霜一钱半，冰片一分，朱砂二钱，郁金三钱，牛黄一分，元寸一分。

上药研末，每服一分，蜜水调下，量年龄虚实下药。

上方治壮热，咽喉涎响，不省人事，左右手偏搐，或唇口眼鼻颤动。此热涎内蓄、风邪外感也，宜急服之。

至宝丹　生犀角、生玳瑁、琥珀、朱砂、雄黄各一两，金箔、银箔各五十片，黄牛五钱，元寸一钱，安息香一两半。

以上各药，分别研末。安息香研后用酒淘去沙，酒煎成膏。更入各药末，拌匀。如嫌干，酌加熟蜜。丸如桐子大，每用一二丸，参汤下。

上方治惊痫心热，卒中客忤，风涎搐搦。

蚕蝎散　全蝎七个，蝉蜕二十一个，南星一枚，甘草分半。

上药研粗末，每二钱，加姜一片、枣两枚煎服。上方治慢惊阳证。

蝎附散　泡附子二钱，泡南星、泡白附子、木香各一钱，全蝎七个。

上药研粗末，每末一钱，加姜两片煎。上方治慢

185

脾风，回阳豁痰。

牛黄夺命散 黑、白牵牛头末各五钱半，生半炒，槟榔二钱半，大黄一两，木香钱半，轻粉半分。

上药研细末，每末一钱，蜜水调下，微利为度。

上方治小儿肺胀胸满，喘粗气急，肩息鼻张，痰壅闷甚，死在旦夕者。

以上共二十一方，治惊之方药，十九已具于此。概括言之，凡急、慢惊皆见手足抽搐，或指头筋肉眴动。不抽搐眴动者，不名为惊风。抽搐眴动，神经反射挛急所著之现象也。凡惊风，虫类为特效药，此是事实上积久之经验。执果溯因，可以断定虫类能弛缓神经挛急。现在之生理医化学，尚嫌程度幼稚，不足以知其所以然之故也。虫之入药，其来已旧，其名目繁多。《千金方》中芫青、斑蝥、蜣蜋①、蜘蛛、虻虫、蜥蜴，乃习见不鲜之药。惊风家所常用者，不过前列数种耳。准此，是蜈蚣、全蝎常人视为可畏者，正无须疑虑也。顾虽如此，假使未见抽搐，则不得试服前列各方。惊风有朕兆，老于医者，一望能知。例如面青唇干，啼时无涕泪，手握有力，拇指食指作交叉式，皆可知其将作惊风。但当此之时，自有种种病症，按症施治，使之速愈，即所以防微杜渐。盖此时不过风寒食积，病不在神经。若先用惊风药，则引热

---

① 蜣蜋：即蜣蜋。

入脑。以吾所见，小孩发热，当将惊未惊之时，病家为便利稳当起见，辄予以小儿回春丹或金鼠矢。医家于小孩发热予以疏解套方，如荆、防、清水豆卷等，不能退热，则亦予以回春丹或太乙丹。如此，其结果十九不良，泰半皆极惨酷。回春丹、金鼠矢，何以不可服？既不可服，何以医家屡屡用之而不知变计，且惨酷之程度若何？既此时此等药不可服，当服何药？凡此问题，试为解答如下。

第一当知者，惊风将成未成之顷，热未入脑，不过风寒食积。风寒食积，何故有见惊风朕兆者，有不见惊风朕兆者？佛家说因果，因果两字，吾人固习知之。而不知因与果之间，尚有一缘字。有有因而无果者，有同因而异果者，则缘为之也。人事物理，罔不如此，病理亦然。小孩饱食酣眠之外，别无所事，但得饱食为之因，酣眠为之缘，则当得躯体肥硕之结果。所谓苟得其养，无物不长也。若饱食为之因，而感寒受热为之缘，则病为之果，因有感寒受热之缘。脾胃消化失职，于是停食，更复进乳不已，则为食积。胃不知则不得酣眠，因缘全异，当然不得长之结果，而为病之结果。此病之单纯而浅者，去其外感，导其食积，节其寒暖饮食，病无不除，是可谓适当之药为因，适宜调护为缘，则为除病之果也。又如风寒食积为之因，不正之气候为之缘，当得流行病为之果，如痧子、猩红热是也。若风寒食积为之因，恐怖为之缘，则当

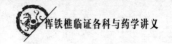

得惊风之果矣。然此不过一种，多数惊风病之原因，绝不如此简单。盖因有正因，有副因，有远因，有近因，是当先明惊风之各原因。饱食则胃撑大，饱食而有外感而不消化，既不消化，复进食，则胃撑大过当，欲收缩而不能，胃神经乃起反应以为救济，则异常紧张。体温本当集表驱逐外感，因胃中有积，反因急于救里，而表热不壮，则胃中温温欲吐而面青，紧张之胃神经受影响愈甚，全体之运动神经皆见紧张。其着于外者，则为手指𥊐动，或拇指食指交叉，且握固而有力。握固交叉，乃痉挛瘛疭之最初一步也，此其一。猝然与惊怖之事相值，则心跳。心跳者，非心跳，乃心肌神经欲疾速供给多量之血于大脑，俾得应付外界可怖之事。因为势太骤，秩序凌乱，瓣膜启闭失职，故感震荡。从此等形能观之，可知神经之源在大脑，而其关键在胸前之交感神经节，故心跳而头不痛。凡心肌神经、胃神经，肺与肝胆之神经纤维，皆一个系统，而神经节为之总约束。故凡感惊怖者，心无不跳，而与心跳同时并见者，呼吸如窒，胃中痞满，下粪作青绿色，面无血色。其面无血色，即所谓面青，乃肝病；呼吸窒，乃肺病；粪作青绿色，乃胆汁不循常轨；胃中痞满，乃胃神经紧张也。凡此，皆神经反射动作。反射动作，不由意志命令，不过阻力，则其势力自消。若有物为梗，则其势力增进。心肺肝脏，皆无物为神经之阻力。若胃中空虚，亦无物为阻力，故饥时纵遇恐怖，亦不必即病。惟当饱食之后而遇惊怖，则胃中食物，乃与神经为难矣。饱食而遇恐怖，所以能成瘕疢之惊风者，其理由如此。此其二。倾跌固无不与惊怖为缘，而倾跌之受伤者，则更与惊怖之外多一创痛。创痛乃末梢神经直接受伤，此有浅深两种。浅者为皮感觉，深者为肌感觉。此种感觉神经，其源来自延髓中之神经索。故因跌仆受伤而病者，往往易病颈项反折之脊髓膜炎症，是较一二两项胃神经起反射者更多一种副因。此其三。

发热殆为小孩不可避免之事，古人所谓变蒸是也。瘄子亦为不可避免之事，天花可以种痘，瘄子则无法预防。伤寒亦为不可避免之事。盖人体对于某种疾病容易传染、不易传染及绝对不传染，皆有一定年龄。小孩则富于感染性，老人则绝对不传染，故罕有老人而病伤寒者，却绝无小孩而不病伤寒者。变蒸易愈，《世补斋医书》中之不谢方，足以济事。瘄子亦易愈，学者仅信仰本书前一二卷所言者，已如无厚入有间，游刃有余地矣。伤寒犹之易愈，学者仅潜心研读拙著伤寒温病各讲义，及《药盦医案》中伤寒各案，不假外求，其愈病之分数，已不止如《金匮》中所言上工十愈六七。此非鄙人之自伐，委实事实如此，无如时医不然也。治西医者，平日高视阔步，不可以一世，迨临床一遇伤寒证，即绝不犹豫，脱口而出曰：是须二十一日，谓此病无特效药，只有听其自然传变。西医

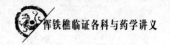

所谓对症治疗，即是听其自然。夫听其自然传变，至于二十一日，此长时间中，与危险为缘之事，不胜屈指。热壮胃实皆有入脑之可能，于是冰枕涤荡肠诸法，为其牢不可破之不二法门。此不二法门，未尝不可愈病。然而较之仲景法，相差不可以道里计。至若以此不二法门施之婴儿，则危险在百分之九十以上矣。至时下中医则又不然，彼所横梗于胸中者，为江南无正伤寒一语，以为凡伤寒皆温病。而对于温病，亦自有其不二法门，曰温病忌表。于是病在太阳，举凡麻桂青龙，胥非所取，仅用清水豆卷、淡豆豉敷衍数日，既不能辨何者是温病，何者是伤寒，更不能辨何者是痧子。豆豉、豆卷之外，紫贝齿、路路通、天浆壳，种种魔道之药，摇笔即来，写满九味药，每药三字，齐齐整整，便是名医方子。痧子用此方，温病用此方，伤寒犹之此方。数日之后，病渐化燥，唇干舌绛，更不劳费心。鲜石斛、钗石斛、霍山石斛、铁皮石斛、耳环石斛诸名色，又复摇笔即来。于是病毒为甘凉遏抑，无可发泄，里热炽盛，神经被炙，成人则神昏谵语，婴儿则啼哭无泪，手指瞤动，喉间痰声，气急鼻扇。彼等于此时更不假思索，羚羊角、保赤散、抱龙丸、太乙丹、牛黄丸、葶苈、猴枣诸药，又复摇笔即来。此等医生，滔滔皆是。仅挟此等伎俩而能博厚利者，则全赖做品。何谓做品，江湖而已。自我视之，此等人当前之幸运，正为他日入地狱张本，不足羡，亦不足责。所可惜者，中国西学为此辈败坏至于此极耳。石斛、羚羊、抱龙丹、保赤散，夫岂不能治病？所恶于此等药者，为其用之不当。伤寒瘀子，最初皆有太阳证，皆当发表。不敢发表，而用无用之敷衍药，继之以甘凉，继之以攻下，是太阳始终未罢也。太阳未罢而误下，热陷病深，安得不波及神经？此则由药误而造成之惊风，为惊风第四原因。

第七期

惊风成方乙并说①

　　此外惊风之原因，更有两种，其一曰秉赋，其二曰环境。其父母以脑力自存于世者，则婴儿多聪慧；其父母以力食自存于世者，则婴儿多顽强；其父母席丰履厚，无所用心，惟以饮食男女为事者，则婴儿多脆弱而愚钝。由前二者言之，箕裘弓冶，西方进化说之所由来也；由后一者言之，盛衰转毂，东方循环说之所由来也。其它特异之嗜好，偏执之性情，婴儿之于父母，殆无不如影随形，如响斯答，欲穷其说，累纸不能尽言。若其父母多抑塞愤懑，则婴儿多神经质，不病则已，病则必惊，惊且难治，是为远因。寻常处境素丰者多骄，处境觳觫者多诌。若濡之以学问，渐之以阅历，则又适得其反。富贵而能好礼，贫贱而反骄人。此两种孰是孰非，乃解决人生问题所当有事。若问何以有此变化，则神经应付环境之作用也。自有

---

　　① 惊风成方乙并说：原书无此标题，据内容与体例补。

192

知识之日，即神经应付环境起变化之日，故婴儿之脑筋，亦复有此作用。世有初生即不得于父母者，又有抚育于残酷之后母者，如此婴儿，其知识辄早熟，虽在襁褓之中，已自知其笑啼足以取罪，而善于望颜色承色笑，此为人生最惨酷之境界。而言病理则为造成惊风之一种原因，是为远因中之近因。更有婴儿之患疮疡者，因血少神经枯燥，发热则易见抽搐，此固非常见之事。又有乳妪有隐忧悲感，会逢其适，婴儿亦有容易成惊之理，惟此事较为不可捉摸。然此二者，苟其有之，必为惊风之重要副因，可断言也。谚云：单丝不成线，凡病皆非单纯一个原因。惊风为神经系病，较之伤寒为深。其来源较为复杂，至少当具上列原因三个以上。若仅仅两个原因而成惊风者，甚为罕见。例如惊怖与饱食，最是能造成惊风之事，然仅仅惊怖饱食，不病也。当时纵神色异常，须臾即能自恢复。盖生理之自然弛张力，与自然抵抗力，足以胜之。故婴儿偶然啼哭不止，或神气不敏活，只须少予食物，一二日便能勿药自愈。若抚育者漫不经心，恣予食物，则因惊怖之故，已食者不能消化，继进者遂如积薪，而养生之品，反与本身为难。两个原因以外，加第三个原因矣。既有三个原因，自无不病之理。然病发仍有迟早，则因自然抵抗力与弛张力，未至竭尽无余之故。但此时必已有显然可见之病状，如不思食，不大便，或便溏、溲赤、口渴、躁烦、痰多之类，意近人

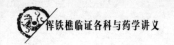

所谓前驱症潜伏期，即是指此种病候。继此而有第四原因，病乃立发。所谓第四原因，随处皆是，不召自来。即如和风晴日，为卫生上最有价值之物，至此亦皆与疾病为媒。因既有以上三个原因，本体所有弛张抵抗之能力，已极形恐慌，无复有对付外界之作用，外界万事万物皆得而侮之也。

以上所言，为最普通最多数酿成惊风之途径。若复值疫疠流行之顷，喉症或痧子、猩红热与惊风并发，则原因更复杂，病乃重险，多数不可救药。若各种原因之中，并未受恐怖，即使发热，亦不必成惊。然必治之得法，然后可免。若伤寒见太阳证，当然以仲景法为准。无汗者当汗，不得横亘一温病忌表之谬说于胸中，致失表延日，坐令热壮。痧子、猩红热亦复如是。然仅仅失表，犹之可也。轻药延宕三数日，太阳证仍在者，仍可用麻黄、葛根等汤挽救。若犯以下两事，则病深而必成惊风矣。其一，见其唇干舌燥，恣用石斛凉遏，使热无出路，则神昏谵语而抽搐。其二，见其喉间有痰，妄用回春丹等攻下之药，致胸脘痞结，表热陷里，肢寒头热，大便泄泻。此种因误药而成之惊风，极难治。当其既经误药尚未成惊之时，亦极难治。盖此为坏病，麻黄、葛根等已不适用。且正气被伤，邪热反因正虚而炽盛也。惊风原因，以误药为最恶劣。以云挽救，实无善策。吾今所以重叠言之，不能自已者，愿天下阅吾书者咸能了了于胸中，不致使庸医为刀俎，而以自己子女为鱼肉也。

　　既明以上理由，则前列之惊风甲级廿一方，当用于已成惊风之后，不许尝试于将成惊风之时，已不待烦言，可以了解。惟对于此廿一方，尚有数语宜赘者：凡全蝎、蜈蚣、僵蚕、蕲蛇、虎睛，乃弛缓神经之正药，抽搐拘挛，撮口直视，得药可制止。惟其能制止，故有截风撮风诸方名。而此数种虫类之中，亦有等级。蜈蚣为最猛，全蝎为最平，有用全蝎蝎尾不能制止之风，用蜈蚣则无有不止者。然亦有宜、有不宜，惊风以撮口为最酷烈，非蜈蚣不能取效。寻常抽搐，则全蝎足以济事，不宜蜈蚣也。蜈蚣所以不相宜，正为其性太猛悍，此物服后，眼鼻均觉干燥异常。此为他人所不知，而吾独知之。神经赖血为养，血行则赖神经调节。此从形能上考察，殆甚真确而无疑义者。既二者有互助作用，则弛缓神经，不宜燥血。今服蜈蚣而眼鼻俱干，是蜈蚣能令血燥也。一方面弛缓神经，一方面令血液化燥，则血既燥之后，神经失养，行且变硬。既变硬，纵欲弛缓之，不可得矣。故蜈蚣之熄风，乃不得已偶一用之，非可视为延寿丹、长生果者。抑凡药物治病，无非不得已偶一用之。人参常服且不可，何况此等毒药！若全蝎则较平和，僵蚕次之，蝉蜕直无甚用处。蕲蛇亚于全蝎，少用无效，多用味腥，令人作呕。虎睛每对价可十四五元，余曾购之，拟合丸，未自服，亦未用过。药店出售之虎睛丸，曾见人用之，

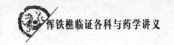

不效。以虎骨之有效推之，虎睛富有效，悬拟之，谈不足凭，是当证诸实验，此风药性味雄烈与和平之大较也。

古人治风，尝兼养血。记得丹溪、河间、景岳、石顽均有此议论。此盖从病能上经验得之，适与鄙论吻合者，此治成人风懿所以必须当归、生地等药为佐，且须重用。因蜈蚣固燥血，各种虫类殆无不燥血，不过有等差尔。然婴儿惊风，既不能多服药。若重用养血副药，则减轻风药之量而难收成效；若单纯用风药，又有燥血之弊随其后，救济之法，最好用当归、地黄等煎汤下药。然则前列之廿一方，方后注用蜜调服及钩藤薄荷汤调服等语，乃在可商之列矣。凡惊风，用甲级方治之。其拘挛抽搐，得药而定，定后便如常人。然不可恃，须臾且复作，有迟至一两日后而再作者，再作更予以甲级方，却往往不应。故于第一次风定之后，亟须设法以善其后，善后之古方有可取者，即吾所谓乙级方也。

惊风成方乙级

六神散　茯苓、扁豆、人参、白术、山药、炙草。

上方药性平和，分量可以自酌。原注：每用末一钱，姜枣煎，治腹冷痛，夜啼。鄙意惊后面色不华、大便溏泄、无外感者宜之；若呼吸不舒、常作太息状者，参术忌服。

半夏丸　生半夏二两，赤苓一两，枳壳一两，风化硝三钱。

上药姜汁糊丸，每服淡姜汤下三十丸，量儿大小增减。原注：若惊搐后痰涎潮作者，服之神效。

宽气饮　枳壳、枳实各一两，人参、甘草各五钱。

每服药末五分至一钱。

上药治惊后搐搦尚有余波者，寒证淡姜汤调下，热甚者入宽热饮，薄荷或蜜水下。主胸膈痞结，消痰逐水。

又方：枳壳一两，人参五钱，天麻、僵蚕、羌活、炙草各三钱。

每服用粗末二钱，加姜三片煎。

原注：治小儿风痰壅满，风伤于气，不能言语。

宽热饮　枳壳一两，巴豆十五粒，去心膜，同炒，去巴豆，大黄一两，甘草七分半，元明粉二钱半。

上药研细末，每服用五分至一钱，婴儿小者用一字，姜蜜或薄荷汤调下。

按：有食积证据者，固当攻下，然此不宜单独用于惊后，恐犯虚虚之禁。

五和汤　当归、赤芍、赤苓各五钱，炙草、大黄、枳壳各四钱。

上药研粗末，每服二钱。

调荣卫，导积滞，为惊后最稳妥之药。后三味本各七钱半，今由鄙意改定，然无积者仍不可用。

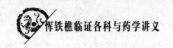

安神镇惊丸　天竺黄、人参、茯神、南星各五钱，枣仁、麦冬、生地、当归、赤芍各三钱，黄连、薄荷、木通、山栀、朱砂、犀黄、龙骨各二钱，青黛一钱。

蜜丸绿豆大，每服三五丸，姜汤下。

原注：惊退后，安心神，养气血，和平预防之剂也。鄙意"预防"字当易"善后"字。

按：此方药味与拙见理论颇合。

青州白丸子　半夏七两，南星三两，白附子二两，川乌去皮、脐，五钱。

四味皆用生者，研末，以生绢袋盛之，向清水中摆动，滤出细末。未出者再研再滤，弃渣。将所滤药汁入磁盆中，听其沉淀；连水日晒夜露，隔一宿换新水，再晒再露。春五日，夏三日，秋七日，冬十日，已乃去水晒干，再研，糯米粥丸绿豆大。每服三五丸，薄荷汤下。

按：此亦劫药，可以荡涤余波，非可恃以善后。

醒脾散　白术、人参、甘草、全蝎、橘红、茯苓、半夏、木香各五钱，白附子泡、南星泡，各一钱，莲肉一钱。

上药研末，每天一钱，若顿服必吐。

按：此方既清余邪，又培正气，甚佳。吐因南星，鄙意凡南星当用胆星。

黄芪益黄散　黄芪二钱，人参、甘草、陈皮各一钱，白芍七分，茯苓四分，黄连少许，水二盏，煎五六沸。

按：此亦惊风善后方。虚甚，臀部皮宽可用。原注：谓治胃中风热，不通，分量亦不妥。甘草太甜，当少；白芍、茯苓当多；黄连少许亦非是。当云黄芪、茯苓各二钱，人参、陈皮、白芍各一钱，甘草四分，黄连二分。大约儿科书以讹传讹，尤甚于他种医书。例如《幼科释谜》抱龙丸下注云：治伤寒瘟疫中暑，已荒谬之极。其下更赘四字曰"儿宜常服"，尤属无理。今之儿科，胆敢常用抱龙丸以草菅人命，当即奉此等谬说为鸿秘之故。我辈治医，处处从根本解决，当胸中自具机杼。吾恐诸同学治医日浅，或者犹不免盲从，故特举此一端，以资隅反。

天麻散 半夏七钱，天麻二钱半，炙草、茯苓、白术各三钱。

水一盏，姜三钱，同煮干，焙为细末。每服钱半，姜枣汤下。原注：治急慢惊风及半身不遂。鄙意此只是善后方，若用为治风主药，必不效。

按：天麻即赤箭根，《本经》上品，虽能祛风，却性味和平，并非劫药，当与半夏等分。原注分量不可从，脾虚痰盛者宜之。

神芎丸 生军、黄芩各一两，生牵牛末一两，滑石四两，黄连、薄荷、川芎各五钱。水丸梧子大，每服三四丸，温水下。原注：治风热壅滞，头目昏眩，口舌生疮，牙齿疳蚀，或疮疥、咬牙、惊惕、烦躁、作渴，或大便涩滞，或积热腹满、惊风潮搐等症。

按：生军下积，牵牛利水化痰，薄荷、川芎举陷，芩、连、滑石清热。口舌生疮，牙龈疳蚀，惊惕烦躁，皆腑气不通为病，故此方可用。鄙意用之惊定之后，则有釜底抽薪之妙；若用之惊前，则不免有误下热陷之弊。

茯苓补心汤　茯苓四钱，甘草、桂心各三钱，人参、麦冬、紫石英各一钱，枣二枚。

原注：治心气不足，喜悲愁怒，衄血面黄，五心烦热，舌强。

按：此方不注服法，既名为汤，当是顿服，然分量必不可从。桂不过二分，甘草不过五分，且必须无外感者方可用

薏苡汤　苡仁、当归、秦艽、防风、枣仁、羌活。

上药等分，研末，蜜丸芡实大，每服一丸至二丸。

按：当云每服十丸至二十丸，煎服。

上乙级方十五首，大致实者虚之，虚者实之，寒者温之，热者清之，陷者举之，湿者化之通之，随见证而选用，方不必拘，药不必泥，心知其意，则可以应用无穷，刻板文字，不能尽也。清初程、喻诸家，金①谓婴儿不当服参，其意以为婴儿饱食酣眠，即是补益，第去其病，更无余事。此于风寒、食积、变蒸等，确是正当议论。惊风殊不尔，证诸事实，惊后虽

---

① 金：全，都。

发热，亦属虚热为多，进参有奇效，吾侪宜注意辨别虚实，不当有偏执之成见也。

丙级方乃指惊风将成未成之时当用之药，此种吾欲以仲景伤寒方当之。喻氏论惊风，谓宜用桂枝，正是此种病候。儿科书中，往往有一种套方，谓可治伤寒温病，均不可从。盖彼幼科专家，于《伤寒》未尝学问，对于伤寒法，盲无所知，仅从《外台》《圣济总录》等书拾一二成方，以为应付热病之用，此宁可为后世法者，吾同学第于伤寒学加深工力，已题无胜义也。

药物学讲义

恽铁樵　著

孟凡红　杨建宇　整理

内 容 提 要

恽铁樵（1878—1935），名树珏，字铁樵，别号冷风、焦木、黄山，江苏省武进人，是近代具有创新思想的著名中医学家。早年从事编译工作，后弃文业医，从事内科、儿科，对儿科尤为擅长，致力于理论、临床研究和人才培养。1925 年在上海创办了"铁樵中医函授学校"，1933 年复办铁樵函授医学事务所，受业者千余人。著有《群经见智录》等 24 部医学著作，有独特新见，竭力主张西为中用，是中国中西医汇通派代表医家，对中医学术的发展有一定影响。

本书系"铁樵函授中医学校"培训教材之一，共 8 期，分为 16 篇。作者从伤寒太阳经药、伤寒太阳阳明合病证药、阳明经药、伤寒少阳证药、伤寒三阴证方药等各经代表药中选出 21 种，对其性味、功效加以阐述，并结合《本经》所主、后世医籍所载及其个人经验进行讨论；还对阳明经腑界说、伤寒三阴界说、《伤寒论》用附子各方、诸呕用药标准给予详细概述。

原书以《论药集》为题名收录于《药盦医学丛书》，首刊于 1928 年。虽然所题题名有些不同，但两个版本内容基本相同。此次以 1933 年铅印本为底本，以《药盦医学丛书》本作参校进行点校整理。

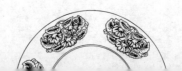

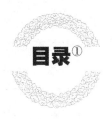

目录①

―――――――――――

① 原书没有目录，为了便于查阅，整理者增加了此目录。

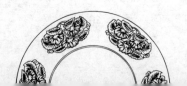

第一期

导　言

相传本草始于神农，今医家用药，药肆制药，悉本明李时珍《本草纲目》。自古迄今，此事之沿革如何，类都不加深究，而浅人炫异，复喜用不经见之药以为能，此大不可也。凡药物用以治人，其效用如何，利害如何，皆当洞澈中边，小有疑义而妄用之，即撄奇祸。欲洞澈中边，除服食之后观其反应，更无他法，若用物理、化学试验，则不适于应用。例如附子、干姜为大热药，以二物煎汁候冷，令平人服之，则其反应为纯热象，唇干、舌绛、目赤、脉数，可以同时并见。然当其未服时，以寒暑表入药汁中，则无热度也。西国近代医学，类多以动物为试验，然解剖、生理试之于动物有效，药物之服食后所得结果，禽畜与人仍有不同。例如木鳖子，犬得之即死，人服之并不死也。我国医学有甚悠久之历史，绝非他国所能及，凡古人所记，皆其经验所得，极可宝贵。惜乎二千余年之中，有医政时甚少，而放任时甚多，药物之采取、炮制，

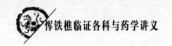

医生既不过问，又复无药剂师专任其事，是今后当注意者一。

古人所记，自是实录，然往往苦于界说不明，不难于某病之用某药，难在于某病至某候宜用某药，某病兼某症时不宜用某药，是则病理方面有不容不彻底研究者。近有创为异议，以为旧说不可通，皆当废弃，专事研求本草即得，此非是也，是今后所当注意者二。西国现在所注意者为特效药，此事不足效法，须知生理此呼吸彼应，一处病则他处随之而呈变异，故病决不单纯。有先病肝胆而后病胃者，有先病神经而后病血者，有先病肾而后病肺者，有重要脏器三五处同时并病者，有先病之处为急性病，其继起之处为慢性病者，有可以预防不使转属者，有宜兼治双方并顾者，有不治其发病之处而能刻期使其病已者，凡欲明了此种，须病理与方药合并研究。质直言之，可谓有特效方，无特效药，是今后当注意者三。吾人知高丽参为东洋货，相率不用矣，岂知半夏、附子亦东洋货耶？此于前数年报纸中偶然见之。其他药品之由东国来者，当不在少数，局外人未注意调查，局中人以无物可为替代，则隐忍不言，不必尽属不肖心理。夫日人之种药，专为渔利，不为医学，其物用之有效，则知古经所载某药产某地者，不但地利今古不同，并可知吾侪不宜墨守旧经，宜从速试种。此事职责在医生，凡业中医者，皆当兼治植物学，是今后所当注意者四。

余之知医，由于多病。三十年来，躬所尝试之药，在百七八十种，就中下品毒物为多，多他人所不敢服者。然近日好奇炫异者流，往往用僻药，且以重量相矜诩。余则以为苟未洞澈中边，在己固然未达不尝，在人亦当在不欲勿施之列。今兹所述者，仅限于曾经自服，其有他人用之而偾事为余所目击者，亦详注其病状于各条之下，以资炯戒。又，方药之配制，稍有心得者，亦详著之于篇。吾所得者虽寡，然此种经验绝非易事，弃之可惜也。所言药之品性、畏忌，原本古人，而体例稍异，为途亦窄，名之为"恽氏本草"，差为副其实云。

药历撮要第一

旧说《本草纲目》神农所作，然《汉书·艺文志》无其目，《平帝纪》云：元始五年，举天下通知方术、本草者，在所为驾，一封轺传，遣诣京师。《楼护传》称：护少诵医经、本草、方术数十万言。"本草"之名，盖见于此。或疑其间所载生出郡县有后汉地名，以为似张仲景、华佗辈所为，是又不然也。《淮南子》云：神农尝百草之滋味，一日而遇七十毒，由是医方兴焉。盖上世未著文字，师学相传，谓之本草。两汉以来，名医益众，张机、华佗辈，始因古学，附以新说，本草繇①是见于经录。然旧经才三卷，药止三百六十五种。至梁陶隐居进《名医别录》亦三百六十五种，因而注释分为七卷。唐显庆中，监门卫长史苏恭又摭其差谬，表请刊定，乃命李世绩等与恭参考得失，又增一百十四种，分门部类，广为二十卷，世谓之《唐本草》。其后后蜀孟昶命学士韩保升等，以《唐本图经》参比为书，稍或增广，世谓之《蜀本草》。至赵宋开宝中，诏医工刘翰、道士马志等相与撰集，又取医家常用有效者一百三十三种而附益之，仍命翰林学士卢多逊等重为刊定，镂版摹行，医者用药乃有适从。嘉祐二年八月，诏掌禹锡、苏颂、林亿等再加校正，颇有所增益。凡旧经未有，从经史百家及诸家本草采录者曰"新补"；其宋代已用，诸书未见，无可考证者，从太医众论、参议，别立为条曰"新定"。计旧药九百八十三种，新补者八十二种，新定者十七种，总新旧一千八十二种。唐永徽中，删定本草之外，复有《图经》，明皇御制《天宝单方》亦有图。因二书失传，嘉祐六年，诏天下郡县图上所产药，用永徽故事，重命编述，是为《本草图经》。政和六年，曹孝忠等取前此二书，益以蜀人唐慎微所衍《证类医方》，更旁摭经史及仙经道书，成《政和新修经史证类备用本草》，简称之曰《政和证类本草》，即

---

① 繇（yóu）：同"由"。

今所传最古、最完善之书也。

宋代医政最称完备，故《本草》一书经三次修订，为药千八十二，其末卷有名未用者，计百九十四种。至明天启中，缪希雍撰《本草经疏》，历三十年之久，然后成书，为药仅四百九十种。子曰：以约失之者，鲜矣。夫药以治病，原非可以贪多务博为事者。今其书俱在，学者可自考之。本书但取躬自服食者为断，每值曾收良效之品，或目击服后败事者，详言服食后所显证状，既不求其完备，亦不注意于体例，盖存余所经验，为后来之师资。此为余一家之言，不但无意务博，亦无意于为《本草经》考证、笺注也。

伤寒太阳经药第二

桂枝

桂枝有三种，曰桂，曰牡桂，曰菌桂，一曰筒桂。李时珍《本草纲目》谓菌桂即筒桂，桂枝则在牡桂条下。张石顽《本经逢源》谓：桂枝是筒桂之枝，不当在牡桂条下。此非实地考查不可，今姑置之。

寇宗奭《本草衍义》曰：桂，甘辛大热。《素问》云：辛甘发散为阳。故汉张仲景治伤寒表虚，皆须此药，正合辛甘发散之意。《逢源》云：仲景治中风，

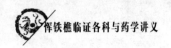

解表皆用桂枝汤。又云：无汗不得用桂枝。其义云何？
夫太阳中风，阳浮阴弱，阳浮者热自发，阴弱者汗自
出。卫实营虚，故发热汗出，桂枝汤为专药。又，太
阳病，发热汗出者，此为营弱卫强，阴虚阳必凑之，
皆用桂枝发汗。此调其营，则卫气自和，风邪无所容，
遂从汗解，非桂枝能发汗也。汗多用桂枝汤者，以之
与芍药调和营卫，则邪从汗去，而汗自止，非桂枝能
止汗也。世俗以伤寒无汗不得用桂枝者，非也【按：此
说非是，解见后】，麻黄汤、葛根汤未尝缺此，但不可用
桂枝汤，以中有芍药酸寒收敛表腠为禁耳。若夫伤寒
尺脉不至，是中焦营气之虚不能下通于卫，故需胶饴
加入桂枝汤中，取稼穑之甘，引入胃中，遂名之曰
"建中"，更加黄芪，则为"黄芪建中"，借表药为里
药，以治男子虚劳不足。《千金》又以黄芪建中汤换
入当归，为内补建中汤，以治妇人产后虚赢不足，不
特①无余邪内伏之虞，并可杜阳邪内陷之患，非洞达
长沙妙用，难以领会及此。

　　按：石顽所说，有可商之处。伤寒无汗，当然
不可用桂枝。其理由如下：《伤寒论》云"翕翕发
热，漐漐汗出"。翕翕，形容形寒；漐漐，形容汗漏。
汗从汗腺出，有分泌神经司启闭，有感觉神经司寒
暖，热则汗腺开，寒则汗腺闭，二者本相应。今翕

---

　　① 不特：不仅，不但。

翕发热，却又瑟瑟恶寒，是二者均失职也。桂枝性温，其药位在肌表，其辛辣之味含有刺激性，能使颓靡者兴奋。因具此条件，故服此药，恰恰与病相合，能使恶寒罢而汗不漏。若无汗恶寒之病，正苦汗腺闭而不开，集表之体温无从疏泄，若复用桂枝，则闭者益闭，热不得解，故发热无汗之病，期期不可用桂枝也。发热无汗，用麻黄汤，其中亦有桂枝者，乃因形寒而设，桂枝是副药。麻黄能开闭发汗，协以桂枝，有两个意义：其一，取其温性佐麻黄以驱寒；其二，取其刺激性，使汗出之后启闭不失职。有一种病，发汗之后，遂漏不止者，单任麻黄不用桂枝之过也。两力不相消，是药效之公例，故古方温凉并用，攻补兼施，能有亢坠颉颃[1]之妙。今云"非桂枝能发汗""非桂枝能止汗"，则医者用药标准难矣。三阴之用桂枝，亦正因漏汗与肌表无阳。阴证之汗与阳证之汗不同，详后《少阴篇》。诸建中之用，亦同一个理，凡虚而阳不足，自汗、盗汗者，建中为效甚良。若阴不足者，不但建中不适用，黄芪且是禁药，详后"黄芪"条。

麻黄

麻黄苦、温，无毒。去根节，汤泡，去沫用，其

---

[1] 颉颃（xié háng）：亦作"颉亢"。泛指不相上下，相抗衡。

根能止汗；若连根节服，令人汗出不止。《本经》①：主中风、伤寒、头痛、温疟，发表出汗，去邪热气，止咳逆上气，除寒热，破癥坚积聚。《逢源》云：麻黄，微苦而温，中空而浮。入足太阳，其经循背下行，本属寒水，而又受外寒，故宜发汗，去皮毛气分寒邪，以泄寒实。若过发，则汗多亡阳。或饮食、劳倦及杂病自汗表虚之证用之，则脱人元气，祸患莫测。麻黄治卫实之药，桂枝治卫虚之药，二物虽为太阳经药，其实营卫药也。心主营血，肺主卫气，故麻黄为手太阴肺经之药，桂枝为手少阴心经之药。伤寒、伤风而咳嗽，用麻黄桂枝汤，即汤液之源也。麻黄乃治肺经之专药，故治肺病多用之。仲景治伤寒无汗用麻黄汤，有汗用桂枝汤。津液为汗，汗即血也，在营即为血，在卫即为汗。寒伤营，营血不能外通于卫，卫气闭固，故无汗发热而恶寒；风伤卫，卫气不能内护于营，营气不固，故有汗发热而恶风。是证虽属太阳，而肺实受邪气，盖皮毛外闭，邪热内攻，肺气拂郁，故用麻黄、甘草，同桂枝引出营分之邪，达之于表；佐以杏仁泄肺而利气，是麻黄汤虽太阳发汗重剂，实为发散

---

① 《本经》：即《神农本草经》，是我国现存最早的一部药物学专著，为我国早期临床用药经验的第一次系统总结，历代被誉为中药学经典著作。全书分 3 卷，载药 365 种（植物药 252 种，动物药 67 种，矿物药 46 种），分上、中、下三品，文字简练古朴，成为中药理论精髓。

肺经邪郁之药也。腠理不密，则津液外泄而肺气自虚，虚则补其母，故用桂枝同甘草外散风邪以救表，内伐肝木以助脾，皆是脾肺之药，是则桂枝虽太阳解肌轻剂，实为理脾救肺之药也。又，少阴证发热、脉沉，有麻黄附子细辛汤，少阴与太阳为表里，所谓熟附①配麻黄，补中有发也。《本经》云治温疟。系湿疟，乃传写之误。

按：麻黄能定喘，桂枝能强心。所以能定喘，因散肺中之外感；所以能强心，因固表血液不耗损。石顽说"麻黄，手太阴经药；桂枝，手少阴经药"，此即指药位与定喘、强心之事实适合，可知旧说确有价值。凡学说但能与事实吻合，便放诸四海而准，所谓殊途同归也。"虚则补其母"数语，是本《内经》，但尚未能以学理证明其价值，是当存而不论，惟亦为吾侪所不可不知者。又，麻黄附子细辛汤极有探讨价值，其理稍颐，其说甚长，当于《少阴篇》"细辛"条及"附子"条详之。

---

① 熟附：当为"炙附子"或"炙附片"。

第二期

伤寒太阳阳明合病证药第三

葛根

葛根甘平，无毒。色白者良，入阳明。表药生用，胃热烦渴煨熟用。《本经》：主消渴、身大热、呕吐、诸痹，起阳气，解诸毒。《逢源》云：葛根，性升，属阳，能鼓舞胃中清阳之气。故《本经》主消渴、身热、呕吐，使胃气敷布，诸痹自开。其言起阳气，解毒者，胃气升发，诸邪毒自不能留而解散矣。葛根乃阳明经之专药，治头痛、眉棱骨痛、天行热气、呕逆，发散解肌，开胃、止渴，宣斑，发痘。若太阳经初病，头痛而不渴者，邪尚未入阳明，不可便用，恐引邪内入也。仲景治太阳阳明合病，自利反不利但呕者，俱用葛根汤；太阳病下之，遂利不止、喘、汗、脉促者，葛根黄芩黄连汤。此皆随二经表里、寒热、轻重而为处方，按证施治，靡不应手神效。又，葛根葱白汤为阳明头痛仙药。斑疹已见点，不可用葛根、升麻，恐表虚反增斑烂也。又，葛根性轻浮，生用则升阳生津，熟用则鼓舞胃气，故治胃虚作渴，七味白术散用之。又，清暑益气汤，兼黄柏用者，以暑伤阳明，额颅必胀，非此不能开发也。

按：葛根之为两阳合病药，不但因伤寒两阳合病仲景用此之故，凡形寒、发热、唇燥、舌绛、汗出不彻，麻、桂均不可用时，得葛根良效。形寒是太阳，化热是阳明，已见阳明，太阳未罢之候也。故知葛根是两阳药，凡伤寒阳明证已见，太阳未罢，得葛根良；太阳已罢，纯粹阳明经证，得葛根亦良。惟温病之属湿温及伏暑秋邪者不适用，此当于辨证加之注意。熟读《世补斋医书》者，往往一例横施。伏暑秋邪得此，反见白痦，则用之不当之为害也。石顽"引邪入里"之说，亦不确。葛根本向外达，无所谓"引邪入里"。伤寒纯粹太阳证，本当任麻、桂，葛根非其治也。斑疹为必用之药，亦并非"已见点不可用"，痧、麻均以透达为主，所惧者是陷，岂有见点不可用之理？惟无论痧、麻，舌绛且干者，为热入营分，非犀角地黄不办，误用葛根即变症百出，是不可不知也。

附：葛花能解酒毒，葛花解酲汤用之，必兼人参。但无酒毒者不可服，能损人元气，以大开肌腠，发泄伤津也。

阳明经药第四

石膏

石膏辛、甘、大寒，无毒。《本经》：主中风寒热、心下逆气、惊、喘、口干、舌焦、不能息、腹中坚痛，除邪鬼、产乳、金疮。《逢源》云：人以石膏、葛根并为解利阳明经药。盖石膏性寒，葛根性温，功用讵可不辨？葛根乃阳明经解肌散寒之药，石膏为阳明经辛凉解热之药，专治热病、喝病，大渴引饮、自汗、头痛、溺涩、便闭、齿浮、面肿之热证，仲景白虎汤是也。东垣云：立夏前服白虎，令人小便不禁，降令太过也。今人以此汤治冬月伤寒之阳明证，服之未有得安者【按：此说大谬】，不特石膏之性寒，且有知母引邪入犯少阴，非越婢[①]、大青龙、小续命中石膏佐麻黄化热之比。先哲有云：凡病虽有壮热而无烦渴者，知不在阳明，切弗误与白虎。《本经》治中风寒热，是热极生风之象；邪火上冲，则心下有逆气及惊喘；阳明之邪热甚，则口干、舌焦、不能息；热邪结于腹中，则坚痛；邪热不散，则神昏、谵语等乎邪鬼。解肌散热外泄，则诸症自退矣。即产乳、金疮，亦是郁热蕴毒，赤肿、神昏，故可用辛凉以解泄之，非产乳、金疮可泛用也。其《金匮》越婢汤治风水恶寒无大热、身肿、自汗、不渴，以麻黄发越水气，使之从表而散；石膏化导胃热，使之从胃而解。如大青龙、小续命等制，又不当以此执泥也。至于三黄石膏汤，又以伊尹三黄、河间解毒，加入石膏、麻黄、香豉、

---

① 越婢：原作"越脾"，据《伤寒论》改。下同。

姜、葱，全以麻黄开发伏气，石膏化导郁热，使之从外而解。盖三黄石膏之有麻黄，越婢、青龙、续命之有石膏，白虎之加桂枝，加苍术，加人参，加竹叶、麦门冬，皆因势利导之捷法。《千金》五石丸等方，用以解钟乳、紫白石英、石脂等热性耳。《别录》治时气头痛身热、三焦大热、皮肤热、肠胃中热气，解肌发汗，止消渴、烦逆、腹胀、暴风喘息、咽热者，以诸热皆由足阳明胃经邪热炽盛所致，惟喘息略兼手太阴病，此药散阳明之邪热，热邪下降，则太阴肺气自宁，故悉主之。

附：与石膏类似者，曰精理黄石，功用破积聚，杀三虫。《千金》炼石散，醋煅，水飞，同白敛、鹿角，外敷石痈。

按：石顽谓"葛根性温"，殊不确。阳明经热，得葛根则解，是此药有消炎作用，绝无助热之事，何得谓之性温？葛根与石膏不同之处，葛根是向外发展，能祛散邪热，能发汗。背部虽形寒，苟已化热，不堪用麻黄者，葛根为效最良，所谓"阳明证具，太阳未罢"，是其候也。石膏则专主消炎，并不能祛散外感，凡舌色干绛、渴而引饮且烦躁者，即西人所谓炎，乃是对症之药，惟其无解表作用，故必病者自汗，然后可用，如其无汗，虽渴、热、烦、躁、舌色干绛，必与麻黄同用，所谓青龙汤、越婢汤者是也。故葛根解肌，石膏清热。至云"冬月伤寒不可服"之说，甚谬。夏至一阴生，冬至一阳生，盛暑则人体外热而内寒，祁寒①则人体外寒而内热，故夏日多真霍乱，其病当服附子；而隆冬多喉症，其病非石膏不解，此为甚显著者，不知石顽何以作此语？东垣之说，当另有缘因，不得断章取义以为口实。至"壮热，无烦渴者，不得妄与白虎"，及"外疡必赤肿，然后可与石膏"，均甚确。尤有不可不知者，石膏为阳明药，阳明者不虚之病也，无论何病，虚则不适用。余分热病为四步，曰阴胜而寒，阳复而热，阳虚而寒，阴虚而热，此本《内经》阴阳胜复之理。其第一步，阴胜而寒，即太阳证；第二步，阳复而热，即阳明证；第三步，阳虚而寒，即少阴寒证；第四步，阴虚而热，即少阴热证，此说最为明确。石膏之用为清热，其能清之热，限于第二步阳复而热之热。其第四步阴虚而热之热，绝对非石膏所能清，误用祸不旋踵。

又，余尝谓胃气上逆，假使肺有风热者，则令人剧咳，与石顽"热邪下降，肺气自宁"之说，不谋而合。药之反应有公例，热则上行，寒则下降也。上为太阳病主药，吾所举者虽简，然实题无剩义。太阳病至此，已告一段落。太阳病者，病之浅者也。石膏已涉及阳明，吾列之卷首者，因热病本单丝不成线，胃之消化不能充分，然后易受外感；亦惟受有外感，然

---

① 祁寒：非常寒冷的意思。

后消化力不充分，二者恒交互为用。故骤受非常之寒，可以发热；偶然多吃油腻，亦可以发热，此因肌表司汗腺之分泌神经、立毛神经，与胃中司胃腺之分泌神经有连带关系故也。病邪在表，汗而去之；停积在胃，涌而吐之；燥屎不下，攻而下之，是为汗吐下三法。活体感寒，必起反应而化热，既化热则当清，清即消炎之谓，故汗吐下三法之外，又出一清法。化热已属阳明，然是寒之反应。营卫方面病，与食积之为病，迥然不同，故以清法与汗法同为一卷。石膏是清药，芩、连亦是清药，但芩、连与太阳关系较少，与阳明关系较多，故列之第二卷。恶寒无汗为太阳证，发热烦躁为阳明证；既恶寒无汗，又发热、烦躁，则麻黄、石膏同用，所谓大青龙者是也。有汗恶寒为太阳桂枝证；若兼见发热烦躁之阳明证，即桂枝、石膏同用，所谓桂枝白虎者是也。病已化热、化燥，背部拘急而唇干、舌绛，此时本是葛根芩连证，若复见躁烦，则亦加石膏，所谓葛根葱白石膏汤是也。

凡此皆参互错综之法，懂得参互错综，对于各方便迎刃而解。如土委地，其各种副药，后文另篇详之。

第三期

阳明经腑界说第五

《伤寒论·辨阳明病脉证并治篇》云：阳明之为病，胃家实是也。始吾以为《伤寒论》之说，胃与肠不甚分析，注家以胃家实为阳明腑证，仲景又屡言"胃中有燥屎"，燥屎安得在胃？是所谓"胃"即是肠，所谓"胃家实"，即是指肠实，明矣。今乃知不然，所谓"胃家实"，乃包括胃与肠两者而言。《内经》云：肠实则胃虚，胃实则肠虚。肠胃例不俱虚实，俱虚则饿死，俱实则难治。今就《辑义》① 本中《阳明篇》逐节按之，其界说甚为明显。卷四第十九页云：伤寒呕多，虽有阳明证，不可攻之。心下硬满者，不可攻之；攻之，利遂不止者死。面合色赤（成无己云：合，通也），不可攻之，必发热，色黄者，小便不利也。此三个不可攻，皆积在胃，心下硬满，胃中食

① 《辑义》：系指《伤寒论辑义》，［日］丹波元简撰于1801年，首刊于1822年，后被收录于《聿修堂医学丛书》及《皇汉医学丛书》中。

不化，幽门紧闭，不许通过。重药攻之，内部受创，利不止是陷，故死。呕多，胃气逆固呕，贲门闭亦呕。成云面色通赤，为热在经，不可下。所谓"在经"，即停积在胃之谓。凡本论①中用大小承气各条，如手足濈然汗出，如绕脐痛拒按，如得调胃后转矢气，皆积在肠之明证也。今以积在胃为阳明经，积在肠为阳明腑，则全部《伤寒论》明白如话，不难读也。食物入胃，为第一道消化。停积在胃，则此第一道消化必然未竟其工作，故幽门不许通过，否则不停于胃中矣。其云"咽燥、口苦、腹（当是"胸"字之讹）满而喘、身重"，胃热而逆，故咽燥；胆逆，故口苦；胃部窒塞，故胸满而喘。病不在营卫，故发汗反躁；内热甚，反加温针，故躁不得眠。身重者，神经弛缓也。云"下之，客气动膈，心中懊憹，舌上胎者，栀子豉汤主之"，因知栀豉是阳明经药。云"渴欲饮水，小便不利者，猪苓汤主之"，则猪苓汤亦阳明经药。他如身黄之茵陈蒿汤、栀子檗皮汤、麻黄连轺赤小豆汤，得食欲呕之吴茱萸汤，皆阳明经药。此为《阳明篇》中所有之方。其《太阳篇》中之大小陷胸，乃至诸泻心汤亦阳明经药也，兹为次第释之。

---

① 本论：指《伤寒论》，下同。

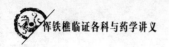

栀豉汤、瓜蒂散第六

栀子

栀子《本经》：主五内邪气、胃中热气、面赤、酒疱皶鼻、白癞、赤癞、疮疡。《逢源》：栀子仁专除心肺客热。《本经》治五内邪气、胃中热气等病，不独除心肺客热也；其去赤癞、白癞、疮疡者，诸痛、痒、疮，皆属心火也。炮黑则专泻三焦之火及痞块中火，最清胃脘之血，屈曲下行，能降火从小便中泄去。仲景治伤寒发汗、吐、下后，虚烦不得眠，心中懊憹，栀子豉汤主之。因其虚，故不用大黄，既亡血、亡津，内生虚热，非此不去也。治身黄发热，用栀子柏皮汤；身黄腹满、小便不利，用茵陈栀子大黄汤，取其利大小便而蠲湿热也。古方治心痛，恒用栀子，此为火气上逆，气不得下者设也。今人泥丹溪之说，不问寒热通用，虚寒何以堪之？大苦寒能损伐胃气，不无减食泄泻之虞。故仲景云病人旧有微溏者，不可与之。世人每用治血，不知血寒则凝，反为败症。治实火之吐血，顺气为先，气行则血自归经；治虚火之吐血，养正为主，气壮则自能摄血，此治疗之大法，不可稍违者也。

按：栀子性凉而下行，故能清热，而便溏者不可与，因本不便溏，得此能泻故也。伤寒吐下后，虚烦不得眠，心中懊恼，为栀豉证，此最当注意，亦最难解。懊恼谓横直都不可，即虚烦之注脚。问：何故虚烦不得眠？曰：此吐下之反应也。凡药物去病，不能不损及正气，因食物在上而吐之，黏液、胃酸随食物而出，不仅所停之食物也；食物在下，因而下之，肠中黏液、水分随之而出，不仅粪块也。今既吐且下，所损实多，体内骤空，而余热犹在，因是病体代偿作用不健全，骤遭许多损失，仓猝不及补偿，则似懵非懵，似痛非痛，莫名不适，即所谓"虚烦懊恼"也。吐则向上，泻则向下，吐下之后而见懊恼，其脏气有乱意。栀子性凉，豆豉性散；栀子下降，豆豉上升；栀子消炎，豆豉散结，所以能收拨乱反正之功也。药物之公例，两力不相消，故升降并用，得奏调停之效。

豆豉

豆豉用黑豆淘净，伏天水浸一宿，蒸熟摊干，蒿覆三日，候黄色取晒，下瓮筑实，桑叶厚盖，泥封，七日取出，又晒，酒拌入瓮，如此七次。主伤寒头痛、寒热、烦闷、温毒发斑、瘴气、恶毒，入吐剂发汗，并治虚劳喘逆、脚膝疼冷，大病后胸中虚烦，此为圣药。合栀子治心下懊恼，同葱白治温病头痛，兼人中黄、山栀、腊茶治温热疫疠、虚烦喘逆，同甘、桔、萎蕤治风热燥咳，皆香豉为圣药。盖瓜蒂吐胸中寒实，豆豉吐虚热懊恼，得葱则发汗，得盐则涌吐，得酒则

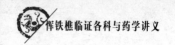

治风，得薤则治痢，得蒜则止血，生用则发散，炒熟则止汗。然必江右制者方堪入药，入发散药，陈者为胜；入涌吐药，新者为良。以水浸绞汁，治误食鸟兽肝中毒，服数升愈。

附：　诸豆

大豆　大豆曰菽，色黄者入脾，泻而不补；色黑者入肾，泻中寓补。《本经》云：生研，和醋，涂痈肿。煎汁饮，杀鬼毒，止痛。《日华》云：制金石药毒。时珍云：水浸，捣汁，解矾石、砒石、乌附、射罔、甘遂、巴豆、芫青、斑蝥百药之毒。古方取用甚多，炒熟、酒淋，治风毒、脚气筋脉拘挛、产后中风、口㖞、头风、破伤风。炒熟、酒淋，所谓豆淋酒也。

扁豆　入脾经气分，和中止呕，得木瓜治伤暑霍乱。扁豆花治下痢脓血、赤白带下。扁豆叶治霍乱吐泻、吐利后转筋。叶一握，捣，入醋少许，绞汁服。

大豆黄卷　黑大豆发芽是也。《本经》治湿痹痉挛，《金匮》薯蓣丸用之，取其入脾胃，散湿热。

赤小豆　即小豆之赤小而黑暗者，俗名猪肝赤。其性下行，通利小肠，故能利水降火，久食令人枯燥。瓜蒂散用之，以泄胸中寒实，正以利水清热也。生末敷痈肿，为伤寒发颐要药。发芽同当归，治便血、肠痈，取其能散蓄积之毒也。

绿豆　甘凉解毒，能明目，解附子、砒石诸药毒。

而与榧子相反，误犯伤人。绿豆粉治痈疽，内托护心丹极言其效。真粉乃绿豆所作，取陈者，蜜调，敷痘毒、痘疮湿烂不结痂者，干扑之良。绿豆壳治痘生目翳。

蚕豆　性甘温。中气虚者，食之腹胀。《积善堂方》言：一女子误吞针入腹，诸医不能治，有人教令煮蚕豆同韭菜服之，针自大便同出。误吞金银者，用之皆效。

刀豆子　治病后呃逆。烧灰存性，白汤调服二钱即止。

按：呃有多种，寒者用丁香柿蒂良，热者犀角地黄良，因是横膈膜痉挛兼神经性，故屡见时医用刀豆子无效。

瓜蒂

瓜蒂《本经》上品：味苦，性寒，主治大水，身、面、四肢浮肿，下水谷、蛊毒、咳逆上气，及食诸果，病在胸膈，吐下之。《别录》：去鼻中瘜肉，疗黄疸。大明①：吐风热痰涎，治风眩头痛、癫痫、喉痹、头目有湿气。王好古云：得麝香、细辛，治鼻不闻香臭。仲景云：病如桂枝证，头不痛，项不强，寸脉微浮，胸中痞硬，气上冲咽喉，不得息者，此为胸中有寒也，

---

①　大明：即"日华子"，唐代本草学家。原名大明，以号行，四明（今浙江鄞县）人，一说雁门（今属山西）人，著《诸家本草》，此书早佚，其佚文散见于后代各家本草，如《本草纲目》。

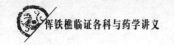

当吐之。太阳中暍，身热头痛而脉微弱，此夏月伤冷水，水行皮中也，宜吐之。少阳病，头痛，发寒热，脉紧不大，是膈上有痰也，宜吐之。病胸上诸实，郁郁而痛，不能食，欲人按之，而反有浊涎下利，日十余行，寸口脉微弦者，当吐之。宿食在上脘者，当吐之。并宜以瓜蒂散主之，惟诸亡血家不可与瓜蒂散也。李东垣云：《难经》曰，上部有脉，下部无脉，其人当吐不吐者死。此饮食内伤，填塞胸中，食伤太阴，风木生发之气，伏于下，宜瓜蒂散吐之，《素问》所谓木郁则达之也。吐去上焦有形之物，则木得舒畅，天地交而万物通矣。若尺脉绝者，不宜用，此恐损本元，令人胃气不复也。

　　按：《内经》以五行配四时，以四时配五脏，春气主生，肝病恒当春发作，无病则意志愉快，故春配肝，春主生，木为代表，故有"肝木"之术语。其他详余所著《内经纲要》。所谓"食伤太阴"谓脾也。在生理食物不直接伤脾，其说不确，然肝与胃实有密切关系。云"吐去有形之食物，则肝得舒畅"，却是事实。又，食物不得停上膈，上膈是食道，食物如何能停食道中？凡云"食停上膈"者，皆在胃也。不过胃中停积，贲门闭则食物不得入，入辄呕而膈间不适。仲景谓"病如桂枝证，不头痛项强，而胸中痞硬"，此最足为用瓜蒂散之标准。此症小孩最多，用吐法亦最稳捷，余屡用之。惟不定能吐，药后仍须鸡羽探喉，但得吐数口，胃气得伸，贲门开则幽门亦开，其余积自能下行从大便出。故药后所吐者仅十之二三，所下者乃十之七八。《伤寒》方用瓜蒂、赤小豆、香豉，余习用者，为栀、豉加瓜蒂，取山栀能泻也。《纲目》谓"须用甜瓜蒂"，今药肆中仅有南瓜蒂，其分量为生山栀、豆豉各三钱，南瓜蒂两枚。

檗皮

黄檗之皮也，苦寒无毒，生用降实火，酒制治阴火上炎，盐制治下焦之火，姜制治中焦痰火，姜汁炒黑治湿热，阴虚火盛、面赤戴阳，附子汁制。《本经》：主五脏肠胃中结热、黄瘅、肠痔，止泄痢、女子漏下赤白、阴伤蚀疮。《逢源》云：黄檗苦燥，为治湿热之专药。详《本经》主治，皆湿热伤阴之候，即漏下赤白，亦必因热邪伤阴，火气有余之患，非崩中久漏之比。仲景栀子檗皮治身黄发热，得其旨矣。

按：发黄为胆汁不循轨道，混入血中之故。胆汁为消化要素，今不向下行，第二道消化病、第一道消化亦病，故患此者恒见舌质绛而黄苔湿润，故当列之阳明经证之中，以胃热故也。旧说"湿热"亦甚确。凡患此者，溲必不利，而舌则常润，是体中有过剩水分也。当是其人素有湿病，胃气不伸，热而上逆，胆汁从输胆管渗漏而出，因而混入血中。凡湿家虽发热，各组织亦无弹力，檗皮燥湿者，即是能使无弹力者增加弹力之故。本论中治黄之方凡三，曰栀子檗皮汤，

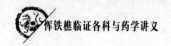

曰茵陈蒿汤，曰麻黄连轺赤小豆汤。本论"栀子檗皮汤"条下有"伤寒瘀热在里，身必黄"之文，钱注云"瘀留蓄壅滞也。"伤寒郁热与胃之湿气互结，蒸湿如淖泽中之淤泥，黏汗不分也。本条只用栀子，不用大黄，可知积在胃，非大黄所宜。"茵陈蒿汤"云"身黄如橘子，小便不利，腹微满"，是则兼及肠部，故用大黄。其"麻黄连轺赤小豆"条，则因无汗。凡黄属湿，当从汗与溲祛也。黄柏苦甚，亦燥甚，不能多用，以四分为率。若用一钱以上，流弊甚大，苦寒能化火，且戕肾也。

诸泻心汤第七

黄连

黄连苦寒，无毒。产川中者，中空色正黄，截开分瓣者为上。生用泻心火，猪胆汁炒泻肝胆虚火。治上焦热用醋炒，中焦姜炒，下焦盐水炒。气分郁结肝火，煎吴萸汤炒；血分癥块中伏火，同干漆末炒。解附子、巴豆、轻粉毒。忌猪肉。《本经》：主热气目痛、眦伤、泣出、明目，治肠澼腹痛、下痢、妇人阴中肿痛。《逢源》云：川连，性寒味苦，气薄味厚，降多升少，入手少阴厥阴。苦入心，寒胜热。黄连、大黄之苦寒，以导心下之实热，去心窍恶血。仲景九种心下痞，五等泻心汤皆用之。泻心者，其实泻脾，实则泻其子也。下痢、胃呆、虚热、口噤者，黄连、人参煎汤，时时呷之，如吐再饮，但得一呷下咽便好。诸苦寒药多泻，惟黄连、芩、檗，性寒而燥，能降火去湿止泻痢，故血痢以之为君。今人但见肠虚渗泄，微似有血，不顾寒热多少，便用黄连，由是多致危殆。至于虚冷白痢，及先泻后痢之虚寒证，误用致死者多矣。诸痛疡疮，皆属心火。眼暴赤肿痛不可忍，亦属心火，兼挟肝邪，俱宜黄连、当归，以能清头目，坚肠胃，祛湿热，故治痢及目疾为要药。妇人阴肿痛，亦是湿热为患，尤宜以苦燥之。古方治痢香连丸，用黄连、木香，姜连散用干姜、黄连，佐金丸用黄连、吴萸；治消渴用酒蒸黄连，治口疮用细辛、黄连，治下血用黄连、胡蒜，皆是寒因热用，热因寒用，而无偏胜之害。然苦寒之剂，中病即止，经有"久服黄连、苦参反热"之说，此性虽寒，其味至苦，入胃则先归于心，久而不已，心火偏胜则热，乃其理也。黄连泻实火，若虚火妄投，反伤中气，故阴虚烦热、脾虚泄泻、妇人产后烦热、小儿痘疹、气虚作泻，并行浆后泄泻皆禁用。

按：石顽所举禁用川连诸条是也，然不明其所以然之故，闻一知一，不足以应付也。川连之药位在胸脘，每用不可过四分。若一次服至一钱以上，能令人胸中觉空，躁扰不宁，至手足无措，故云"泻心"。

若问何以如此，只从效力考察，便可灼知其故。凡女人旧有滑胎之病者，佐金丸服至六分以上，可以堕胎；凡健体经阻，与桃仁四物可以不应，加佐金丸其经即行，可知此药能破血，是则凡涉及血虚之病，皆在所当禁，故肝虚、脾虚、痘疹皆在当禁之列。此物药位虽在胸脘，得吴萸则下行。身半以下主血者惟冲任，川连下行，冲任当之，以故能堕胎、行经。于此可以悟变更药位之方法，兹附诸泻心汤及方论于后。

泻心汤者，芩、连、参、半、干姜、甘草、枣也。《伤寒论》泻心汤凡五：曰半夏泻心汤，原方以半夏为主，计半升（升谓药升，约当今一立方寸）；曰甘草泻心汤，原方重用甘草至四两（每两当今量七分六厘，《世补斋》有考）；曰生姜泻心汤，原方加生姜四两；曰附子泻心汤，其方为大黄、芩、连、附子四味；曰大黄泻心汤，其方为大黄、黄连两味。此五方均用川连，无川连不名为"泻心"也。《伤寒论·太阳篇》有四种病，皆当入阳明经证者，其一为吐下后，虚烦不得眠，心中懊憹之栀子豉汤证；其二为表未解，医反下之，膈内拒痛，短气躁烦，心中懊憹，阳气内陷，心下因硬之结胸证；其三为如结胸状，饮食如故，时时下利，关脉细小沉紧，舌上白胎滑之脏结证；其四为胸脘但满不痛者，为痞之泻心汤证。此四种皆胃病，皆可谓之阳明经证，而递深递重，为四个阶级。栀豉证为拨乱反正，说详前。痞为但满不痛，其病有寒有热，表未解而下之，热入里，因作痞，此由于反应而属热者；病发于阴而反下之，因作痞，此属反应而属寒者。伤寒五六日，发热而呕，柴胡证具，而以他药下之，若不汗出而解，胸下满而不痛者为痞，宜半夏泻心汤。本论云：此种虽下之不为逆。既非逆，何以痞？观用半夏泻心汤，则知有痰，当是其人本有痰湿，此即药以测证之法。用此法以例其余，则知附子泻心汤有附子，复有大黄，是寒积；大黄泻心汤仅有大黄、黄连，是热积；生姜泻心是寒湿；甘草泻心是偏于虚者。凡用泻心，以其人胸满不拒按为标准。若按之痛者，便是结胸。痞之理由，什九亦属反应，吾《辑义按》①中释之甚详，可以参看。但当时为旧说所拘，不悟此种皆属胃，皆当入阳明经，此层不了解，遂如隔一层膜，言之不能彻底，而总觉《太阳篇》头绪纷繁，无从整理也。

---

① 《辑义按》：系指《伤寒论辑义按》，恽铁樵（树珏）撰于1927年。

第四期

陷胸丸并论第八

葶苈

葶苈辛、苦、寒，有小毒。酒浸，焙用，疗实水满急；生用，《本经》主癥瘕、积聚、结气、饮食、寒热，破坚逐邪，通利水道。《发明》：葶苈苦寒，不减硝黄，专泄肺中之气，亦入手阳明、足太阳，故仲景泻肺汤用之。肺气壅塞，则膀胱之气化不通，水湿泛滥，为喘满，为肿胀，为积聚种种。辛能散，苦能泄，大寒沉降，能下行逐水，亦能泄大便，为其体轻性沉降，引肺气下走大肠。又主肺痈喘逆、痰气结聚、通身水气，脾胃虚者宜远之。大戟去水，葶苈愈胀，用之不节，反乃成病。葶苈有甘、苦二种，缓、急不同，大抵甜者性缓，虽泄肺而不伤胃。然肺之水气病势急者，非此不能除，水去则止，不可过剂。

按：葶苈性甚悍，凡用此须辨是闭、是水，是水可用，是闭不可用。沪上儿科，对于小孩痧子，气急、剧咳、鼻扇之急性肺炎，往往用葶苈八分、一钱，乃至钱半，此误也。痧子前驱症之气急鼻扇，乃是痧不得出之故，是闭不是水。无汗者当用麻、杏发汗，以开肺气；有汗者当清肺胃之热，佐以透发痧子之药，如葛根、升麻之类，而监以苏子降气，一面更用芫荽外熨，无价散外达，方是根治之法。若用葶苈，此药泻肺之力量甚峻，等于伤寒太阳未罢而反下之，或且加甚，表热入里，必作结胸，而肺炎仍在，肺气则因药而虚，此其危险程度，思之可怖。虽有十之一二幸得挽救，更有其他原因，断断乎不可以此药为法也。欲知闭与水之辨，仍不能不注意于证。凡有汗者，过剩之水分得从汗出；溲畅者，过剩之水分得从溲出，如此而咳而喘，可以断言决非因水。凡肺水为患之病有余者，方可用葶苈，虚者决不可用葶苈，则肺痿不可用，肺痈方可用。痈与痿之辨，固甚易易也。痿则面色苍白，痈则面赤；痿者咳无力，脉弱气短；痈则咳有力、脉滑大、气粗；痿属阴，痈属阳；痿必恶寒，痈必恶热。无论眼下有无卧蚕，手脚有无浮肿，汗、溲均少者为水，均多者非是。如此各方考察，则病无遁形。然尤有不可不知者，肺虚之极，其咳反大有力，刻不得宁，又一种真肺病，大虚将死而恶热异常，面色亦不苍白，然实是假象。吾曾见伧医用细辛钱半乃至三钱治咳，其人药后剧咳竟无休息时，余以麦冬、五味子救之而愈。又曾治劳病吐血，冬月病者，单衣尚叫热不已。前者为肺气不敛，后者为真阳外越，皆

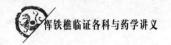

大虚之盛候也。此种最难辨别，所以须合色脉证，病历，综合参考。若大虚之盛候而误用葶苈，祸不旋踵，可不慎哉。大陷胸丸之用葶苈，乃偏于治水者。

甘遂

甘遂色白，味苦，先升后降，乃泻水之峻药。《本经》治大腹疝瘕、面目浮肿、留饮、宿食等病，取其苦寒迅利，疏通十二经，攻坚破结，直达水气所结之处。仲景大陷胸汤、《金匮》甘遂半夏汤用之。但大泻元气，且有毒，不可轻用。肾主水，凝则为痰饮，甘遂能泄肾经湿气，治痰之本也，不可过服，中病即止。仲景治心下留饮，与甘草同用，取其相反而立功也。《肘后方》治身面浮肿，甘遂末二钱、雄猪肾一枚，分七片，入末拌匀，湿纸裹，煨令熟。每日服一片，至四、五服，当腹鸣小便利，是其效也。然水肿鼓胀，类多脾阴不足，土虚不能制水，法当辛温补脾，实水兼利小便，若误用甘遂、大戟、商陆、牵牛等味，祸不旋踵。癫痫心风血邪，甘遂二钱为末，以猪心管血，和药入心内缚定，湿纸裹，煨熟取药，入辰砂末一钱，分四圆，每服一圆，以猪心煎汤下，大便利下恶物为效，未下更服一圆。凡水肿未全消者，以甘遂末涂腹绕脐令满，内服甘草汤，其肿便去，二物相反，而感应如此。涂肿毒如上法，亦得散。又治肥人猝耳聋，甘遂一枚，绵裹塞耳中，口嚼甘草，耳卒然自通也。

《伤寒辑义》：日医丹波元坚引《周礼》释云，上地夫一廛，夫间有遂，遂上有径，十夫有沟。郑注：沟、遂皆所以通水于川也，此甘遂之所以得名，故知此为利水之主要药。

按：此物有大毒，且其力量非常。余中岁曾服者婆丸，此丸泻利之力量甚猛悍，为药共三十味，下药仅甘遂，且只一分，固知者婆丸是总和力，不能谓全是甘遂，然此等悍药不可尝试，甚为显著，且此等药宜于大风、蛊毒。伤寒结胸证不过太阳误下，亦非此不可耶。凡此均不能无疑义。余曾求用大陷胸汤经验，亦无有应者，是当从盖阙之列。

瓜蒌实

瓜蒌实甘寒，无毒。去壳，纸包，压，去油用。反乌、附。《逢源》：瓜蒌实润燥，宜其为治嗽、消痰、止渴之要药，以能洗涤胸中垢腻、郁热耳。仲景治喉痹，痛引心肾，咳吐、喘息及结胸满痛，皆用瓜蒌实，取其甘寒不犯胃气，能降上焦之火，使痰气下降也。其性较瓜蒌根稍平而无寒郁之患，但脾胃虚及呕吐、自利者不可用。

半夏

半夏辛温，有毒。汤浸，同皂荚、白矾煮熟，姜汁拌，焙干用。或皂荚、白矾、姜汁、竹沥四制，尤妙。咽痛，醋炒用；小儿惊痰发搐及胆虚不得眠，猪胆汁炒；入脾胃丸剂，为细末，姜汁拌，盦作曲，候

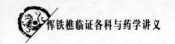

陈，炒用。反乌、附，以辛燥鼓激悍烈之性也。忌羊
血、海藻、饴糖，以甘咸凝滞开发之力也。《逢源》：
半夏为足少阳本药，兼入足阳明、太阴，虚而有痰气，
宜加用之，胃冷呕哕方药之最要者。止呕为足阳明，
除痰为足太阴，柴胡为之使，小柴胡汤用之，虽为止
呕，亦助柴胡、黄芩止往来寒热也。《本经》治伤寒
寒热，非取其辛温散结之力欤？治心下坚、胸胀，非
取其攻坚消痞之力欤？治咳逆、头眩，非取其涤痰散
邪之力欤？治咽肿痛，非取其分解阴火之力欤？治肠
鸣下气止汗，非取其利水开痰之力欤？同苍术、茯苓
治湿痰，同瓜蒌、黄芩治热痰，同南星、前胡治风痰，
同白芥子、姜汁治寒痰，惟燥痰宜瓜蒌、贝母，非半
夏所能治也。半夏性燥，能去湿豁痰健脾，今人惟知
半夏去痰，不言益脾利水。脾无留湿，则不生痰，故
脾为生痰之源，肺为贮痰之器。半夏能治痰饮及腹胀
者，为其体滑而味辛性温也。二陈汤能使大便润而小
便长，世俗皆以半夏、南星为性燥矣，湿去则土燥，
痰涎不生，非二物之性燥也。古方治咽痛、喉痹、吐
血、下血，多用二物，非禁剂也。《灵枢》云：阳气
满，则阳跷盛，不得入于阴，阴燥则目不瞑，饮以半
夏汤一剂，通其阴阳，其卧立至。半夏得瓜蒌实、
黄连，名小陷胸汤，治伤寒小结胸；得鸡子清、苦酒
（即醋）名苦酒汤，治少阴咽痛生疮、语声不出，得
生姜名小半夏汤，治支饮作呕；得人参、白蜜名大半

夏汤，治呕吐反胃；得麻黄，蜜丸，治心下悸忪；得茯苓、甘草，以醋煮半夏，共为末，姜汁湖丸，名消暑丸，治伏暑引饮，脾胃不和。此皆得半夏之妙用。惟阴虚羸瘦、骨蒸汗泄、火郁头痛、热伤咳嗽及消渴、肺萎、咳逆、失血、肢体羸瘦禁用，以非湿热之邪，而用利窍行湿之药，重竭其津，医之罪也，岂药之咎哉？

按：半夏、瓜蒌实皆治痰，瓜蒌与川连药位皆在中脘，半夏之药位在胃。小结胸之硬而拒按处正在心下，得此即解，故曰"小陷胸"。小陷胸与诸泻心汤略相似，而用处更多。热病无有不胸闷者，往往痞与结不甚分明，此方用为副药，尚无流弊，惟限于伤寒，其伏暑秋邪而见白㾦者不效，即石顽所谓"阴虚禁用"者也。

茵陈蒿汤第九

茵陈蒿

茵陈蒿苦平，微寒，无毒。《本经》除风湿、寒热邪气、热结、黄疸。《逢源》云：茵陈有二种，一种叶细如青蒿者，名绵茵陈，专于利水，为湿热黄疸要药；一种生子如铃者，名山茵陈，又名角蒿，其味辛苦，有小毒，专于杀虫，治口齿疮绝胜，并入足太

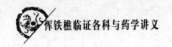

阳本经，主风湿寒热、热结黄疸。湿伏阳明所生之病，皆指绵茵陈而言。仲景茵陈蒿汤以之为君，治湿热发黄；栀子檗皮汤以之为佐，治燥热发黄；其麻黄连轺赤小豆方以之为使，治瘀热在里而身黄，此三方分治阳黄也。其治阴黄，则有茵陈附子汤，蓄血发黄，则非此能治也。《外台》治齿龈宣露，《千金》治口疮、齿蚀，并烧灰涂之，有汁吐去，一宿即效。

按：凡黄皆胆汁混入血中，阳黄如此，阴黄亦如此，所以分阴阳者，为虚实也。大都实者皆属热，虚则属寒，阳黄色如橘子，阴黄则作淡姜黄色。然不仅辨之于色泽，阳黄唇舌必绛，苔必黄，肤必热，溲必赤；阴黄则无论有汗、无汗，肤必冷，四肢、面目必有肿意，不必显然发肿，眼下有卧蚕，脚背或踝间微浮皆是也。所以然之故，凡阴黄其癥结是寒湿，脾脏受创，然后黄色见之于外。无论虚实、寒热，茵陈总是特效药。妇人血崩之后发黄者，谓之血疸，其面部必肿，冲任及内肾受伤也。女子冲任伤则面肿，男子肾藏伤则脚肿，此种类于大病之后见之，奇难治，幸而得愈，其人亦必不久于人世，故江浙有"男怕穿靴，女怕戴帽"之谚。血瘅乃血中色素坏变，故非茵陈所能治，其胆汁入血之黄，乃与消化系有密切关系之病，故当入之阳明经病中。

阳明腑证药第十

大黄

大黄味苦，气寒。主下瘀血、血闭寒热，破癥瘕积聚、留饮宿食，荡涤肠胃，推陈致新，通利水谷，调中化食。黄芩为之使，无所畏，忌冷水，恶干漆。徐之才云：得芍药、黄芩、牡蛎、细辛、茯苓，疗惊、恚怒、心下悸气；得消石、紫石英、桃仁，疗女子血闭。丹溪云：大黄乃足太阴、手足阳明、手足厥阴五经之药，凡病在五经血分者宜用之，若用于气分，是诛伐无过矣。泻心汤治心气不足，吐血、衄血者，手厥阴心包络、足厥阴肝、足太阴脾、足阳明胃之邪火有余也，虽泻心，实为泻血中四经之伏火也。又，仲景治心下痞满，按之软者，用大黄黄连泻心汤，此亦泻脾胃之湿热，非泻心也。病发于阴而反下之，则作痞，乃寒伤营血，邪气乘虚结于上焦，胃之上脘在于心，故曰"泻心"，实泻脾也。《素问》云：太阴所至为痞满。又云：浊气在上，则生䐜胀，是矣。病发于阳而反下之，则成结胸，乃热邪陷入血分，在上脘分野。仲景大陷胸汤、丸皆用大黄，亦泻脾胃血分之邪，而降其浊气也。若结胸在气分，则只用小陷胸汤；痞满在血分，则用半夏泻心汤矣。成无己云：热淫所胜，

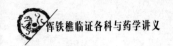

以苦泄之，大黄之苦，以荡涤瘀热，下燥结而泄胃强。苏颂云：梁武帝病热，欲服大黄，姚僧垣以为不可，帝不从，几殆。梁元帝有心腹疾，诸医用平剂，僧垣以为脉洪实，有宿食，非大黄不可，帝从之，遂愈。然则后世用一毒药偶中，谓此方神奇，其差误则不言，所失多矣。

按：大黄下积，用之当乃效。若服之大便不行即是误服，内部必伤。时医用二三钱，见无大便，以为药力未及毂，此大谬也。吾常治至重之阳明腑证两人，其一三十余女人，所见满屋皆鬼，用大承气，大黄一钱半，分两次服，药后鬼魅全消。又尝治一小孩，脉伏、耳聋、昏不知人，伏枕作叩头状，其叩头作机械式，如此者三日夜，满舌厚腻灰苔。余见其动而不静，合之舌苔，断为阳明腑证，亦予大承气，大黄亦一钱半，顿服，遂得安寐，翌日下宿粪半围桶；更予以麻仁丸三钱，又下多许，七日乃能言。然后，知大黄最重剂，不得过一钱半。又，此物得甘草则缓，得芒硝则悍，其猛悍与否，不在分量而在副药，则与芒硝同用，真非可轻易尝试者矣。三承气皆下肠积，调胃承气名虽"调胃"，亦是攻肠中宿垢。他如大柴胡汤、茵陈蒿汤、大黄泻心汤，皆是攻肠。一言以蔽之，肠无积，不得用大黄，盖此物药位在肠故也，故三承气为阳明腑证药。积是否在肠，辨之之法如下：舌苔黄者为积在肠。吴又可谓"苔黄者，为温邪已到胃"，所谓"到胃"，实是到肠。然，但云黄，尚不足以明其分际，须黄厚微润者，为可攻之候。若燥甚，则胃肠两部均无液，漫然攻之，必创其内部，此其重心在胃燥热，不是肠中矢燥。矢燥，舌苔不定燥，如前所述之小孩，舌苔灰厚腻润，是承气证，并不必黄。又若干黄苔紧砌，舌面如一层薄漆，此种是虚证，当补不当攻，攻之则死。更有黄厚苔带黑，其厚非常，如锅焦状，是胃败不救证，所谓舌苔大虚之盛候也。辨舌之外，更须辨之以证，绕脐痛其一，转矢气其二，拒按其三，手足染染汗出其四，凡此皆属燥屎已结，可以攻下之证据。虽自利粪水，亦属热结可攻之候。又，吐血、衄血，古人虽言可以用大黄，然其理不可通，殊未可漫然尝试。妇人不月，属瘀、属实，有可用之理，惟轻者桃仁四物加川连、川楝子已足济事，重者用虫蚁搜剔法，或虫丸较稳，可以不用，宁不冒险也。

芒硝

芒硝在"朴硝"条下，其硝石另是一物。余常用玄明粉，玄明粉即朴硝所提炼者。王好古曰：玄明粉治阴毒，非伏阳在内不可用。若用治真阴毒，杀人甚速。丹溪云：玄明粉，火煅而成，其性当温，久服轻身驻颜等说，岂理也哉？予亲见一二朋友，不信余言而亡，故书以为戒。时珍云：《本经》朴硝炼饵轻身神仙，盖方士窜入之言。此药，肠胃实热积滞，年少

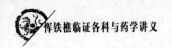

气壮者，量予服之，亦有速效；若脾胃虚冷及虚火动者，是速其咎矣。

主治心热烦躁，并五脏宿滞、癥结，明目，退膈上虚热，消肿毒。

马牙硝

马牙硝甘，大寒，无毒。除五脏积热、伏气，末筛点眼赤，去赤肿、障翳、涩、泪、痛，亦入点眼药中用，功同芒硝。《内经》云咸味下泄为阴，又云咸以软之。热淫于内，治以咸寒；气坚者，以咸软之；热盛者，以寒消之，故仲景三承气皆用芒硝，以软坚，去实热。结不至坚者，不可用也。马牙硝、芒硝，皆朴硝提炼之精者。朴硝，涩甚，质浊，不堪使用。

第五期

伤寒少阳证药第十一

柴胡

柴胡《本草经疏》下云：仲景小柴胡汤，同人参、半夏、黄芩，治伤寒往来寒热、口苦、耳聋、胸胁痛、无汗，又治少阳经疟往来寒热，亦治似疟非疟、大便不实，邪不在阳明者。在大柴胡汤，治伤寒表里俱急。伤寒百合证，有柴胡百合汤。东垣治元气劳伤，精神倦怠，用参、芪、白术、炙甘草、当归，佐以柴胡、升麻，引脾胃之气行阳道，名补中益气汤；本方去当归，加茯苓、猪苓、泽泻、干葛、神曲，名清暑益气汤；同四物，去当归，加泽兰、益母草、青蒿，能治热入血室；同升麻、干葛等，能升阳散火；同生地黄、黄连、黄檗、甘草、甘菊、玄参、连翘、羌活、荆芥穗，治暴眼赤。柴胡性升而发散，病人虚而气升者忌之，呕吐及阴虚火炽炎上者，法所同忌。疟非少阳经者勿入，治疟必用柴胡，其说误甚。不可久服，亦无益精明目之理。尽信书则不如无书，此之谓也。

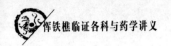

今柴胡俗用有二种，色白黄而大者曰银柴胡，用以治劳热骨蒸；色微黑而小者，用以解表发散。《本经》并无二种之说，功用亦无分别，但云'银州者为最'，则知其优于升散而非除虚热之药明矣。《衍义》所载甚详，故并录之。

寇宗奭《衍义》曰：柴胡《本经》并无一字治劳，今人方中鲜有不用者，呜呼！凡此误世甚多。尝原病劳，有一种真脏虚损，复受邪热，当须斟酌用之。如《经验方》中治劳热，青蒿煎之用柴胡正合宜耳，服之无不效，热去即须急已。若或无表热，得此愈甚，虽至死人亦不悟。目击甚多，可不戒哉？《日华子》又谓补五劳七伤，《药性论》亦谓治劳乏羸瘦，若此等苟病无实热，医者执而用之，不死何待？注释本草一字不可忽，万世之后，所误无穷也。

按：今之习用者，有银柴胡、北柴胡，又有书竹柴胡者，谓竹叶柴胡，即银柴胡也。时医认银柴胡为调理药，当即本《药性论》。曾见用此杀人者屡屡，故吾于此药敬而远之，惟小孩伤寒系风温，咳而将作痧子者，柴胡、葛根同用，颇能收透发之效，见气急者不可用。女人经行淋沥不净，见潮热为虚，柴胡、鳖甲、青蒿同用，为效颇良；若暑湿温用之，为祸最烈。通常所见疟疾，皆兼暑湿者，用小柴胡治之，不但无效，且变症百出，若用常山，三两剂即愈。熟读《伤寒论》者往往泥古，虽与力争，亦不信，可慨也。

常山

常山《本经》：主伤寒寒热、温疟、鬼毒、胸中痰结、吐逆。《逢源》：须发散表邪及提出阳分之后服之，生用多用，则上行必吐。若酒浸炒透，则气稍缓，用钱许亦不致吐也。得甘草则吐，得大黄则痢，盖无痰不作疟，常山专在驱痰逐水。杨某云：常山治疟，人多薄之。疟家多蓄痰液黄水，或停储心下，或结癖胁间，乃生寒热，法当吐涎逐水，常山岂容不用？所以《本经》专主寒热温疟、痰结、吐逆，以疟病多由伤寒寒热或时气湿痰而致，痰水蓄聚心下也。蕴热内实之证，投以常山，大便点滴而下，似泄非泄；用大黄为佐，泻利数行，然后获愈。常山阴毒之草，性悍损真气。夏伤于暑，秋为痎疟，及疟在三阴，元气虚寒人，常山、穿山甲皆为戈戟。

按：常山治疟，确优于柴胡，不与甘草、大黄同用，并不吐泻。轻者用四分许，重者用八分许，为效甚良，虽虚人亦效。凡虚羸之极者，可以副药补之，如归身、生地之类。凡用常山之标准，须先寒后热，发有定时，热退能清，否则不适用。

伤寒三阳界说并方总说明第十二

太阳之为病，头项强痛而恶寒，此为《伤寒论》

第一节，古人所谓太阳证提纲。本文虽无"发热"字样，又后文有"或已发热，或未发热，必恶寒"之文，然伤寒是热病，不发热不名为伤寒。如今为容易明白计，可云"太阳病，脉浮，头项强痛，发热而恶寒"。此有有汗、无汗之辨，有汗者脉缓，为风伤卫，桂枝汤主之；无汗者脉紧，为寒伤营，麻黄汤主之。

伤寒之例，有一证斯有一药，兹列举各条如下：

桂枝证毕具，项背几几者，桂枝汤加葛根（18）①。

喘家，桂枝汤加厚朴、杏仁（20）。

汗后，汗漏不止，小便难，四肢微急，桂枝汤加附子（21）。

下后脉促、胸满，桂枝去芍药（22）。

若下后，脉促胸满，更微恶寒者，桂枝去芍药加附子（23）。

病八九日，如疟状，面反有热色、身痒，桂枝麻黄各半汤（24）。

服桂枝，大汗，脉洪大，形似疟，一日再发，桂枝二麻黄一汤（26）。

桂枝证，热多寒少，脉微弱，桂枝二越婢一汤。

汗下后，太阳证不解，无汗，心下满，微痛，小便不利，桂枝去桂加茯苓白术汤（按：此条原文有脱漏，说

---

① 此序号应为《伤寒论》原文序号，但经核对《伤寒论》原文，却有一些偏差。

详《辑义按》)。

太阳病下之，微喘者，桂枝加厚朴杏仁汤（45）。

汗后身疼痛，脉沉迟，新加汤主之（64）。

发汗过多，叉手自冒，心下悸，欲得按，桂枝甘草汤主之（66）。

汗后，脐下悸，欲作奔豚，桂苓甘枣汤主之（67）。

吐下后，心下逆满，气上冲，头眩，脉沉紧，身振振摇，桂苓术甘汤（69）。

汗后脉浮，微热，消渴，主五苓散（73）。

不咳，主茯苓甘草汤（75）。

伤寒阳脉涩，阴脉弦，腹中急痛，予小建中汤（105）。

伤寒被火劫，亡阳，惊狂，卧起不安，桂枝去芍药加蜀漆牡蛎龙骨救逆汤（118）。

烧针起核，气从少腹上冲心，与桂枝加桂汤（124）。

火逆下之，因烧针烦躁者，桂枝甘草龙骨牡蛎汤（125）。

伤寒六七日，发热微恶寒，支节烦疼，微呕，心下支结，柴胡桂枝汤（154）。

外证未除，数下之，遂协热利，心下痞硬，表里不解者，桂枝人参汤（170）。

伤寒八九日，身体疼烦，不能自转侧，不呕不渴，

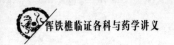

脉虚浮而涩者，桂枝附子汤（181）。

风湿相搏，骨节疼烦，掣痛不得屈伸，近之则痛剧，汗出短气，小便不利，恶风不欲去衣，或身微肿者，甘草附子汤（182）。

太阳病下后，腹满痛，属太阴桂枝芍药汤；大实痛者，桂枝加大黄汤（282）。

以上并当存疑者一节。凡二十五方，皆桂枝为主药。"风湿相搏"两条，桂枝、附子处同等地位，等桂麻各半，亦是君药，故连类及之。凡此二十五方，统名为桂枝系。本论尚有桃核承气汤、柴胡加龙骨牡蛎汤、柴胡桂枝干姜汤、黄连汤、炙甘草汤五方，桂枝处宾位为副药，不在此例。（《少阴篇》半夏散一方，半夏、桂枝、甘草，治咽痛。）（315）

太阳证具，恶风无汗而喘者，麻黄汤。

太阳证具，不汗出而烦躁者，大青龙汤。

伤寒表不解，心下有水气，干呕发热而咳喘者，小青龙汤。

发汗后，表不解，无汗而喘，可与麻杏石甘汤（此条经文为"汗出而喘，无大热者，可与麻黄杏仁甘草石膏汤"，与病理不合，疑有讹误，今以意改正。详说在《辑义按》中）（19）。

伤寒，瘀热在里，身必黄，麻黄连轺赤小豆汤（267）。（按：有汗或小便自利者，虽有瘀热，亦不发黄。不过麻黄并非治黄之药。本条经文，掣症虽只"瘀热在里，身必黄"七字，准"即药可以知症"之例，此必表不解而无汗者，故麻黄处主药地位）。

少阴病始得之，发热脉沉者，麻黄附子细辛汤（302）。

少阴病，得之二三日，麻黄附子甘草汤，微发汗（304）。

伤寒六七日，大下后，寸脉沉迟，手足厥逆，咽喉不利，唾脓血，泄不止者，为难治，麻黄升麻汤主之（397）。

以上凡八方，麻黄处主药地位，是为麻黄系。其桂麻各半、桂二麻一，见桂枝系者，不重出。葛根汤虽有麻黄，葛根为主，列入葛根系，兹亦不赘。

太阳病项背强几几，无汗恶风，葛根汤主之（32）。

太阳、阳明合病，不下利但呕者，葛根加半夏汤主之（34）。

太阳病桂枝证，医反下之，利遂不止，脉促者，表未解也。喘而汗出者，葛根黄芩黄连汤主之（35）。

以上三方，葛根为主药，是为葛根系。第一方为病在太阳，兼见阳明；第三方为已是化热之阳明，而太阳未罢，两阳合病药也。

太阳中风，脉浮紧，发热恶寒，身疼痛，不汗出而烦躁者，大青龙汤主之（40）。

发汗后，无汗而喘，里热者，可与麻黄杏仁甘草石膏汤。（此条经文"发汗后，不可更行桂枝汤。汗出而喘，无大热者，可与麻杏石甘汤"，文理不顺，病理不合，特以意改正。）

伤寒若吐、若下后，七八日不解，热结在里，表里俱热，时时恶风，大渴，舌上干燥而烦，欲饮水数升者，白虎加人参汤主之（175）。

伤寒脉浮滑，此以表有热，里有寒（按：此"寒"字误，里寒非白虎证，说详《辑义按》），白虎汤主之（183）。

以上用石膏者，凡四方，谓之石膏系。石膏专能治热，热在胃而液干者，是其所主。胃热而燥，故烦躁；大汗夺液，故燥。以故大热、口渴、引饮、大汗、躁烦为用石膏之标准。《少阴篇》麻黄升麻汤中亦有石膏，则居副药地位，不在此例。前列数方，乃阳明初步化燥证，其大青龙则兼见太阳者也。

发汗吐下后，虚烦不得眠，若剧者，必反覆颠倒，心中懊恼，栀子豉汤主之；若少气者，栀子甘草豉汤主之；若呕者，栀子生姜豉汤主之（80）。

下后心烦，腹满，起卧不安者，栀子厚朴汤主之（83）。

伤寒，医以丸药大下之，身热不去，微烦者，栀子干姜汤主之（86）。

上五方，皆栀、豉为主，谓之栀豉系。后两方不用豉，乃从栀豉本方加减也。尚有栀子檗皮汤，所以入之茵陈系者，因治湿热之黄，无茵陈不效，疑其方本有茵陈也。

伤寒七八日，身黄如橘子色，小便不利，腹微满者，茵陈蒿汤主之（265）。

伤寒身黄发热，栀子檗皮汤主之（266）。

伤寒瘀热在里，身必黄，麻黄连轺赤小豆汤主之（267）。

上三方，皆所以治黄，疑皆当有茵陈，故列为茵陈系。

伤寒五六日，呕而发热，胸满而不痛，此为痞，宜半夏泻心汤（157）。

心下痞，按之濡，其脉关上者浮大，大黄黄连泻心汤（161）。

心下痞，而复恶寒汗出者，附子泻心汤（162）。

汗出解之后，胃中不和，心下痞硬，干噫食臭，胁下有水气，腹中雷鸣下利者，生姜泻心汤（164）。

伤寒中风，医反下之，其人下利日数十行，腹中雷鸣，心中痞硬而满，干呕心烦不得安，医见心下痞，谓病不尽，复下之，其痞益甚，此非热结，但以胃中虚，客气上逆，故使硬也，甘草泻心汤主之（165）。

上五泻心汤，皆所以治痞，川连为主药，谓之泻心系。本太阳病，医反下之，热入因作痞。痞者，但满不痛，不拒按者也。所谓客气上逆，即指体工之反应救济。因不当聚而聚，故谓之"客气"，字出《左传》。（余详《辑义按》）

病如桂枝证，头不痛，项不强，寸脉微浮，胸中痞硬，气上冲咽喉，不得息者，此为胸有寒也，当吐之，宜瓜蒂散（173）（按：此条"寒"字有疑义。胸中虚，不

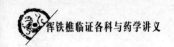

可吐，寒亦不可吐，《辑义按》中有详细说明，宜参看）。

结胸者，项亦强，如柔痉状，下之则和，宜大陷胸丸（138）。

太阳病，脉浮而动数，头痛发热，微盗汗出，而反恶寒者，表未解也，医反下之，膈内拒痛，胃中空虚，客气动膈，短气躁烦，心中懊侬，阳气内陷，心下因硬，则为结胸，大陷胸汤主之（141）。

小陷胸病，正在心下，按之则痛，小陷胸汤主之（145）。

上瓜蒂散、大小陷胸共四方，为陷胸系。瓜蒂散主吐，陷胸汤主下，本不同科，因结胸之证为胸中有物拒按，瓜蒂证亦然，不过其地位较高，"在上者，因而越之"，此所以主吐，其病则与结胸同类也。

伤寒五六日，中风，往来寒热，胸胁苦满，嘿嘿不欲饮食，心烦，喜呕，小柴胡汤主之（100）。

太阳病，过经十余日，二三下之，后四五日，柴胡证仍在者，先与小柴胡；呕不止，心下急，郁郁微烦者，为未解也，与大柴胡汤下之则愈（107）。

伤寒十三日不解，胸胁满而呕，日晡所发潮热，已而微利，此本柴胡证，下之。以不得利，今反利者，知医以丸药下之，此非其治也。潮热者实也，先宜服小柴胡汤以解外，后以柴胡加芒硝汤主之（110）。

伤寒八九日，胸满，烦惊，小便不利，谵语，一身尽重，不可转侧者，柴胡加龙骨牡蛎汤主之

（113）。

上四方，柴胡为主药，谓之柴胡系，其实而当攻者，所谓少阳阳明者也。

发汗后，其人脐下悸，欲作奔豚，茯苓桂枝甘草大枣汤主之（67）。

伤寒吐下后，心下逆满，气上冲胸，起则头眩，脉沉紧，发汗则动经，身为振振摇者，茯苓桂枝白术甘草汤主之（69）。

发汗若下之，病仍不解，烦躁者，茯苓四逆汤主之（71）。

太阳病发汗后，大汗出，胃中干，烦躁不得眠，欲得饮水者，稍稍与饮之，令胃气和则愈；若脉浮，小便不利，微热，消渴者，五苓散主之（73）。

伤寒汗出而渴者，五苓散主之；不渴者，茯苓甘草汤主之（75）。

上五方，茯苓为主药，皆从五苓散化出，谓之五苓系。

按：茯苓为《本经》上品，无病亦可服，不过一种副药，故性味详后副药中。似此品不能与麻、桂、石膏等同科，不足自成一系。然荣卫瘀、湿、寒、热、燥能病人，而聚水尤足以病人，茯苓能治水，自居极重要地位，故此系看似闰位，其实不可少也。

伤寒自汗出，小便数，心烦，胃气不和，谵语者，少与调胃承气汤（30）。

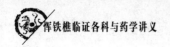

阳明病，脉迟，虽汗出不恶寒者，其身心重，短气腹满而喘，有潮热者，此外欲解，可攻里也；手足戢然汗出者，此大便已硬也，大承气汤主之。若汗多微发热恶寒者，外未解也，其热不潮，未可与承气汤；若腹大满不通者，可与小承气汤微和胃气，勿令至大泄下（217）。

上三方，即所谓三承气，皆大黄为主药，今谓之承气系，阳明腑证药也。

《伤寒论》曰：病有太阳阳明，有正阳阳明，有少阳阳明，何谓也？答曰：太阳阳明者，脾约是也；正阳阳明者，胃家实是也；少阳阳明者，发汗利小便已，胃中燥烦实，大便难是也。注家皆主太阳传入阳明者，为太阳阳明；由少阳误治而入阳明者，为少阳阳明。然仲景之答语，为脾约，为胃中燥烦，实与注家之言颇有径庭。且脾约、胃家实、胃中燥烦实，有无分别，亦都未能言之。故陆九芝"阳明病释"，又有"巨阳、微阳"之说，谓"此处之太阳、少阳，非六经之太阳、少阳"，则转说转远矣。

今按：本论虽有麻仁丸一方，然脾约之为病，实"不更衣无所苦"。今试一推敲，何故"不更衣无所苦"，则知胃不消化食物，不入肠中，推陈致新之功用虽停止，而肠中无物增益，故无所苦。既如此则"脾约"云者，病在胃，不在肠也。少阳阳明，既是发汗、利小便，耗其津液，因而致燥，因燥而烦，因燥而实，烦当在胃，实当在肠，是少阳阳明肠胃均病。以少阳与太阳对勘，则知其一从火化，其一从寒化，惟其从寒化，故曰太阳。然则结胸胸痞等证，乃太阳阳明茵陈蒿证，大黄泻心证乃少阳阳明，而三承气为正阳阳明。如此解释，实为比较心安理得也。前列诸方，麻、桂为纯粹太阳证；大青龙、桂枝白虎、桂枝二越婢一汤、葛根汤，太阳、阳明合病证也；白虎，阳明燥证也；栀豉，虚烦客热也；茵陈，阳明热化，兼有湿邪也；泻心，客气动膈，虚痞证也；陷胸，客气动膈，寒实结聚也；瓜蒂为结胸同类，而地位较高者也；五苓，因燥热消渴，因消渴停水证也；柴胡，所谓少阳阳明也。口苦咽干、胁下痞满、痛而呕、往来寒热为少阳，为小柴胡证，而本论《少阳篇》仅云"不可汗吐下"，其小柴胡则列入《太阳篇》中，是殆无所谓纯少阳证，有之亦少阳、阳明合病证也。凡以上所谓阳明，皆阳明经证，皆属胃部之事。三承气乃阳明腑证，肠部事也。病至于阳明腑可下而已，故阳明腑仅有三承气。

第六期

伤寒三阴界说第十三

本论云：少阴之为病，脉微细，但欲寐也。舒驰远以此为提纲。

按：仅据此六字，不足以认识少阴证。本论此下一节云：少阴病，欲吐不吐，心烦，但欲寐，五六日自利而渴者，属少阴也，虚故引水自救。又：脉阴阳俱紧，反汗出者，亡阳也，此属少阴，法当咽痛而复吐利。又：脉暴微，手足反温，为欲解也，若利自止，恶寒而蜷卧，手足温者可治；恶寒而蜷，时自烦，欲去衣被者可治；手足不逆冷，反发热者，不死。一身手足尽热者，以热在膀胱，必便血，恶寒身蜷而利，手足逆冷者不治。吐利烦躁四逆者，死。下利止而头眩时自冒者，死。四逆恶寒而身蜷，脉不至，不烦而躁者，死。息高者，死。少阴证具，吐利躁烦不得卧寐者，死。综以上各条观之，乃可知少阴证。

脉阴阳俱紧，则不当有汗，假使脉紧无汗，其人恶寒，则是太阳证，麻黄为对症之药。脉紧而反汗出，此不名为汗，乃是亡阳，属少阴矣。何以故？太阳麻、桂证为荣卫病，荣气为汗之源，汗腺为汗之门户，脉之紧缓，乃脉管壁之纤维神经与司汗腺之纤维神经变化之所著，病在表层，但治得表层，其病即已。脉紧反汗出，则不是荣卫病，乃脏器病，内脏所蕴之热力外散，血行无向心力，皮毛不能固，是以汗出，此非当汗而汗，亦非疏泄体温而汗，因是热力外散，故云亡阳。既是内脏受病，血行无向心力，则各组织当无弹力，何以脉紧？曰紧者，硬化之谓也，惟其组织无弹力，故其人但欲寐。硬化之脉，亦是纤维神经起救济。凡病初一步，体工起救济，病象则随救济工能而呈变化，此时其病虽重亦浅；继一步，体工虽起救济，病象不随救济工能而呈变化，则其病虽轻亦深。少阴证见硬化之脉，其一端也，热病之病位，分表里上下，通常表病者里不病，上病者下不病，以故伤寒传里，恶寒之太阳证纵未罢，其势即杀，旋且自罢。若泄泻或滞下，则头不眩痛，胃不吐逆；若表热陷里，内部即格拒，气血聚于胸脘而痞硬，肝胆气逆则头眩痛，胃气不降则温温欲吐，如此则身半以下无病，纵有腹满腹痛，其势必不甚，居于副症之列，其主要症在身半以上也。今少阴证咽痛吐利并见，咽之地位甚高，吐则在中，利则在下，故云咽痛而复吐利，是上中下并见病证也，此当是内脏阴阳不相顺接之故。寸口脉硬，乃其见端，其内脏神经亦必化硬，故阴阳不相顺接。

按：阴阳不相顺接，本是厥阴证，少阴而有此者，三阴之证，本多兼见，绝不单纯也。咽痛是形能①上事，阳扰于外，阴争于内，吐利并见，则有咽痛之病能。旧说少阴之络系于舌本，生理学上如何，则所未详，所可知者，此时之咽痛，绝非阳明证可同日而语。阳明属胃热，郁热上蒸而咽喉红肿，其痛为由胃热来，其他见症，皆属阳明，脉必洪滑，症必有余。少阴之咽痛、吐利汗出而外，其脉硬而不洪滑，其兼见者必为但欲寐、蜷卧诸不足症。阳明咽痛，当主石膏，以寒凉之药清热，所谓正治；少阴之咽痛，当主附子、猛桂，引火归原，所谓从治，两种治法，截然不同，不得误投也。其云"脉暴微，手足反温，为欲解"，此为病之机转。本是脉硬化而紧，硬化而紧为内脏神经起救济作用，若暴微则必内部能自调和，无须此种救济，然必手足温，乃可断言是内脏自和。何以言之？凡脉微乃心房衰弱之标著，心脏衰弱至于脉微，血行必缓，组织无弹力，血行无向心力，肌表必不能自固，汗出肤津，四肢逆冷，乃必然之势。今手足温，则不亡阳，不汗已在言外，故知此脉微是硬化转和之故，不是心房衰弱之故，故云为欲解。其云"恶寒身蜷而

① 形能：即形态。"能"与"态"通。《素问·阴阳应象大论》："此阴阳更胜之变，病之形能也。"《素问识》："能与态同。"

利，手足逆冷者，不治"，正是与此相发。身蜷，神经酸痛故蜷，其最著者为两脚蜷曲，即俗所谓"扯篷"，此与脉紧为同一神经硬化。日恶寒身蜷而利，手足逆冷者，不治。恶寒、蜷卧，手足温者，可治。是可治与否，全视四逆与否。盖肢温为脏器有权，体温能达四末，必不自利，四逆则无阳，吐利并作，内脏神经亦必硬化，体工虽起救济，而阴阳不相顺接，故当死也。日利自止，恶寒而蜷卧，手足温者，可治。下利止而头眩时自冒者，死。同是利止恶寒蜷卧，则其人静，手足温，则脏气有权，静而脏气有权，利自止，是病之机转显然可见，故是可治。自冒则不止躁烦，脏气恐慌已甚，利止并非利止，乃虚极无物可利。少阴属肾，肾气竭绝，孤阳上燔，然后自冒，其下已无根，故当死。息高亦是无根，乃肺肾离决之象，故亦主死。烦者畏光恶闻声，躁则手足无安处，阳亡常静，阴竭斯躁。云不烦而躁，并非不烦，阴涸心寂，躁扰不宁而无脉，不但烦不足言，病人亦并不能烦也。

三阴为虚证，凡所著证象与阳证不同，然有似是而非者数端。阳明有谵语，少阴亦有谵语。阳明之谵语如狂见鬼，少阴之谵语无力重言，故古人谓少阴之谵语为郑声，然阴证而至于戴阳，其谵语亦复如狂而声高。阳明有躁烦，少阴亦有躁烦，阳明常动，少阴常静。然阴证至阳亡阴涸之时，躁扰不宁，欲自去衣被，亦复动而不静。阳明常面赤，阴证有戴阳；阳明

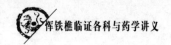

热盛则气粗，阴证肺气垂绝则息高。乃至阳明之旁流，阴证之自利，热深而厥深，亡阳而四逆，燥屎腑气不通而脉伏亡阳，心房寂而脉不至；阳明有黄厚舌苔，少阴亦有黄厚粗苔，皆极相似，极难辨，所谓大虚有盛候也。然若色脉证合并考虑，则相似之中，自有其显然明白不可混淆之处。仲景举一证必举他证，有时举证言脉，有时举证言时日，是即合并考虑。《内经》言：能合色脉，可以万全。"色"字包括病症、病候言也。

本论云：太阴之为病，腹满而吐，食不下，自利益甚，时腹自痛。若下之，必胸下结硬。又云：自利不渴者属太阴，以其脏有寒故也，当温之，宜服四逆辈。上所举者，可谓太阴之定义，太阴病在腹部，症则自利，原因是寒，治法当温。旧说太阴属脾，然自利是肠部事，腹部亦肠之地位，吐则胃家之病，食不下而腹满，正因寒不杀谷，虚无弹力，用附子、干姜温之，一则温性祛寒，一则刺激组织，使无弹力者兴奋，则其病当已。若攻之，是虚虚，故起反应而胸下结硬。干姜无定位，附子之药位在身半以下，附子协干姜亦肠部事。二百八十二条云：大实痛者，桂枝加大黄汤主之。此虽在太阴篇，其实是阳明腑，乃化热以后事，惟其热，方可用大黄，能自化热，则不虚，故可攻，否则犯虚虚之禁，胸下必结硬矣。本论太阴篇甚简单者，三阴以少阴为主，太阴只在兼症之列故也。病至于虚，三阴无有不兼见者。

《伤寒论》六经，太阳寒化，阳明燥化，少阳火化，少阴热化，太阴湿化，厥阴风化，此所谓气化也。本论厥阴篇多不可解，所可知者，为厥阴之为病，为阴阳不相顺接，阴阳不相顺接，即风化之症也。何以云然？《内经》之定例，肝属风，肝之变动为握。详握之意义，实是痉挛，乃神经方面事，是神经系之病属肝也。凡血之运行，胃肠之蠕动，皆神经为之调节。今厥阴厥逆而利，肠胃及诸脏器不复能相协调，故谓之阴阳不相顺接。就形能考察，合之生理学言之，实是内脏神经硬化。由此言之，"风化"二字之意义，可以洞澈中边。故全《厥阴篇》之提纲，是阴阳不相顺接，而阴阳不相顺接之真确解释，是内脏神经硬化也。本论厥阴各条详细之解释，详《辑义按》，兹不赘。厥阴证亦与太阴证同为少阴兼见之副症，若单纯厥阴证乃痉病，单纯太阴证为湿病，其寒邪直中太阴，吐利并作者为霍乱，皆在伤寒范围以外也。

伤寒三阴证方药第十四

附子

此药共有四种，皆一本所生，异名而殊功。其母

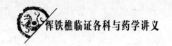

根曰乌头，以形似得名；细长三四寸者名天雄，附母根而生者为附子；其旁连生者为侧子；又，母根形两歧者名乌喙。

附子味辛、性热，诸家本草皆云有大毒。王好古云：入手少阳三焦命门之剂，其性走而不守，非若干姜止而不行。赵嗣真曰：熟附配麻黄，发中有补，仲景麻黄附子细辛汤、麻黄附子甘草汤是也；生附配干姜，补中有发，仲景干姜附子汤、通脉四逆汤是也。戴原礼曰：附子无干姜不热，得甘草则性缓，得桂则补命门，（按：附子不补，其云补者，谓能补火，体内无热，得附则增热之谓。）附子得生姜则能发散，又导虚热下行以除冷病。《本草衍义》云：补虚寒须用附子，风家即多用天雄，其乌头、乌喙、侧子则量其材而用之。时珍云：凡用乌、附药，并宜冷服，盖阴寒在下，虚阳上浮，治以寒，则阴气益甚而病增，治以热，则拒格而不纳。仲景治寒疝内结，用蜜煎乌头。《近效方》治喉痹，用蜜炙附子，含咽；丹溪治疝气，用乌头、栀子，并热因寒用也。李东垣治马姓阴盛格阳伤寒，面赤目赤，烦渴引饮，脉来七八至，但按之则散，用姜附汤加人参，投半斤，服之得汗而愈，此则神圣之妙也。（按：阴盛格阳云者，即热力外散之谓，此种最难辨别。面赤目赤，烦渴引饮，脉七八至，完全与大热症同，仅凭"按之散"而投姜、附，其道甚危，在诊断方面不为健全，须合各方面考虑。既云服药得汗而愈，则未服药前无汗可知，用姜、附则其人当见四逆，烦渴引饮，即仲景所谓"虚，故引水自救"，此非荣卫病，故可用人参，是大虚盛候，故当用人参。烦则恶光恶声，是否自利，本文未言，无从测知，然就病理言，烦而四逆，真阳外越，纵不自利，亦且将作自利，就药效言，姜、附所以治四逆，亦所以治自利。且外既无汗，阴寒在里，殆无不利之理，观汗出而愈，则可知阴液能作汗，阳越者潜藏内守，已收拨乱反正之功，因人参、附子、干姜均非发汗之品，得此药而汗，其理由是拨乱反正也。原文太简，所可知者仅此，此外无从推测，不过原理明白，则临床时有心思才力可用，不至如混沌无窍。抑就余之经验言之，凡阴盛格阳、大虚盛候之病，色、脉、症三项，皆有异乎寻常之现象，与其病候辄不相应。例如阳明面赤，脉则洪滑，色与脉相应也，神气则见有余，戴阳为病，色如妆朱，脉数甚，无圆滑意，色与脉均异常，而神色则若明若昧，色与脉不相应矣。当衰弱而见衰弱症象为相应，当衰弱而见有余症象，且有余异常，即是不相应，不相应大虚之盛候也。）

吴绶曰：附子乃阴证要药，凡伤寒传变三阴，及中寒夹阴，虽身大热而脉沉者，必用之；或厥冷腹痛，脉沉细，甚则唇青囊缩者，急须用之，有退阴回阳之力，起死回生之功。近世阴证伤寒，往往疑似不敢用附子，直待阴极阳竭而用之，已迟矣。且夹阴伤寒，内外皆阴，阳气顿衰，必须急用人参健脉以益其源，佐以附子温经散寒，舍此不用，尚何以救之？（**按**："三阴用附"一语，容易了解，所难者在辨认若何是三阴，凡犹豫不敢用者，皆因此故。辨证最难，前章所载少阴诸条，明其原理，益以经验差堪寡过。所谓中寒者，寒邪直中也，伤寒由太阳传变，虚甚而见阴证，则必病少阴，纵有太阴、厥阴，亦不过兼症，少阴为之主。直中则多属太阴，其病在中枢失职，恒兼胃肠两部，吐泻并作，其初一步为胸脘不适，面无血色，环唇隐青，唇色隐黑，手指冷，继一步则呕，继之以泻，其呕必频，其泻必洞泄，顷刻三数次，目眶乃下陷，全体水分急速下逼故也，继眶陷而见者，为汗出转筋四逆，汗出与寻常不同，面部额部颗粒如珠，转筋即手足痉挛，所谓四逆，手冷至肘，脚冷至膝，此即所谓真霍乱，"直中"就病源言，"霍乱"就症状言也。现在经验所得，初一步辟瘟丹最良，麝香开中脘之闭，姜、桂、附子祛胃部之寒，羚羊、犀角、蜈蚣使神经不化硬，既见洞泄、眶陷，则非用大剂姜、附不能止，见转筋之后，便难投矣。厥冷、腹痛、脉沉细、唇青、囊缩者，俗名干霍乱，厥阴证之一种，症状甚明了，用大剂附子，囊缩者当复出。所谓夹阴证也，病源为房后引冷，或房后局部感寒，其见症为发热如伤寒状，而有一特异之点，小腹痛是也。此在病理，当麻黄、附子、细辛，然江、浙两省，此药不宜，轻者小腹帖阳和膏，重者用麝香、鸽子并良。）张元素曰：附子以白术为佐，乃除寒湿之圣药。又云：益火之原以消阴翳，则便溺有节，乌、附是也。时珍曰：乌、附毒药，非危病不用，而补药中略加引导，其功甚捷。

就以上所录者观之，附子之用法，可以明其大概，此药为最有用，亦最难用。假使病理能洞澈中边，则能辨证真确，而附子之药效与其弊害亦须洞澈中边，如此自能运用无误。

附子有大毒，然治病本非恃《本经》上、中品药可以济事。又，此中有一秘密，附子虽毒，用之不当，当时并不致有甚显著之恶现象，以故胆怯者畏之如虎，孟浪者却敢于尝试，甚且以能用附子自矜诩，或竟因此得名，而冥冥中不知不觉杀人无算，是亦医家亟须注意之一事也。以我所知，此物能祛寒湿，能使自下而上之寒湿证重复下行，脚气之用萸、附是也。药位在小腹，兼治脾肾，治脾实治肠，本论中与姜同用、与大黄同用诸方皆是也，治肾则诸少阴证皆是也。其性温，走而不守，并如古人所言，其效力在刺激神经，兴奋组织，服之过当，则神经麻痹而痉挛，近日东国谓之中毒症状。余所经历而得者，中毒症状有两种，热病妄予大剂附子，病人见痉，目赤而舌润，不过三数日即死；若与黑锡丹同用，反见头汗，汗出发润诸症，医者见但头汗出且发润舌润，辄误认附子未及彀，常迷不知返，不知因悍药之故，冲任已坏，故汗出发

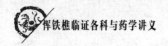

润。何以知冲任已坏，因其人面部颜色灰死，肿且喘，此种是急性的。又有人服大剂附子一二百剂，别无所苦，惟精神不爽慧，面色黄暗如吸鸦片有大瘾者，此种是慢性中毒，不知者以为附子服之不当，必七窍流血而死，其实何尝有此事。阳明腑证误服附子，病人则反侧不宁，或发狂，急用大黄下之可救；阳明经证误用附子，则面色隐青，齿衄、舌衄不可救。在胃之坏病，关涉之脏器较多，在肠则较少故也。

细辛

张元素云：细辛味大辛，气温，入足厥阴、少阴血分，香味俱细，以独活为使，治少阴头痛如神，亦止诸阳头痛，温少阴之经，散水气以祛内寒。东垣云：胆气不足，细辛补之。又，治邪气自里之表，故仲景少阴证用麻黄附子细辛汤。（**按**：细辛，《本经》列之上品，谓"久服明目，利九窍，轻身延年"。《别录》亦谓"安五脏，益肝胆，通精气"。然此味实是奇悍之将药，不可尝试，治头痛、肺闭及寒疝，仅用一分，其效捷于影响。治急性支气管炎，必与五味子同用，若用之不当，过三分便能杀人，其作用略如麻黄，而悍于麻黄倍蓰。

第七期

伤寒论用附子各方赘言第十五

本论第二一条：太阳病，发汗，遂漏不止，其人恶风，小便难，四肢微急，难以屈伸者，桂枝加附子汤主之。此为用附第一方，汗漏不止是桂枝汤证，四肢微急，难以屈伸是附子证。恶风因漏汗，小便难因汗漏不止，得桂、附漏汗止，小便难自除，恶风亦罢，余详《辑义按》。

二三条、二四条：太阳病，下之后，脉促胸满者，桂枝去芍药汤主之，若微恶寒者，桂枝去芍药加附子汤主之。（**按**：此亦有汗者，与前条不同处在"去芍药"。）

三十条：伤寒，脉浮，自汗出，小便数，心烦，微恶寒，脚挛急，反与桂枝欲攻其表，此误也，若重发汗，复加烧针者，四逆汤主之。此条因原文有疑义，故摘要备考，详说在《辑义按》中。

六三条：下之后，复发汗，昼日烦躁，不得眠，夜而安静，不呕不渴，无表证，脉沉微，身无大热者，

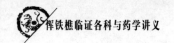

干姜附子汤主之。此节之用附在脉沉微，当注意者在既下复汗，盖既下复汗之脉沉微，然后身无大热，是阳虚，非服附子、干姜不可，否则既无表证，身无大热，复不呕不渴，无须重药也。

六八条：发汗，病不解，反恶寒者，虚故也，芍药甘草附子汤主之。本条之用附在虚而恶寒，用芍药、甘草是胸不满而有汗者，所以必须用附，因病不解，有汗恶寒，病不解与桂枝证同，所异者在发汗之后而云"虚"故也，可见病在阳者不虚。

七一条：发汗若下之，病仍不解，烦躁者，茯苓四逆汤主之。此与三十条"重发汗，复加烧针，用四逆"略同，用茯苓与六九条苓桂术甘用意同，七二条云：发汗后恶寒者，虚故也；不恶寒但热者，实也，与调胃承气汤。皆当彼此互勘。

八六条：太阳病，发汗，汗出不解，其人仍发热，心下悸，头眩，身𤸷动，振振欲擗地者，真武汤主之。

按：前朱鸟、后玄武、左青龙、右白虎，见《礼记》，此四种名色亦与四时相配。伤寒桂枝汤旧名"朱雀汤"，桂枝和营配春；白虎清热配秋；青龙比之云行雨施，为其能作汗也；真武即玄武，配冬为北方镇水之神。由此言之，则真武乃治水之方，其药味为茯苓、白术、白芍、附子，苓、术亦治水之药，与方名合，惟此方掣证有"心下悸，头眩，身𤸷动，振振欲擗地"之文，颇与他节不同。读者于他节不易记忆，此节则容易记忆，故谈及少阴证辄忆及真武。至于何以"头眩，身眴动，振振欲擗地"，则无从探讨其原理，惟有人云亦云，如此则不能运用，须知本节与苓桂术甘不甚相远，与茯苓四逆亦不甚相远。

六九条云：吐下后，心下逆满，气上冲胸，起则头眩，脉沉紧，发汗则动经，身为振振摇者，茯苓桂枝白术甘草汤主之。

按：此节至"脉沉紧"为止，以下接"苓桂术甘汤主之"句，其"发汗则动经"两句即八六条真武汤之掣症，"者"字当是衍文。下后气上冲，本是可与桂枝之证，因心下逆满白芍不适用，易以苓、术，是为苓桂术甘。当苓桂术甘之证而复汗之，则身振振摇矣，是当真武，欲擗地者，因振振摇，欲附于不动之物以自固之谓。身眴动，振振摇者是真武，不摇烦躁者是茯苓四逆，观茯苓四逆用人参，则知其次于芍药甘草附子下有意思，所谓虚故也。

九五条：伤寒医下之，续得下利，清谷不止，身疼痛者，急当救里，救里宜四逆汤。本条意义自明。

一六二条：心下痞，而复恶寒汗出者，附子泻心汤主之。本条用附，在恶寒汗出。桂枝证亦是恶寒汗出，但"心下痞，而恶寒汗出"，则已非复太阳病，是阳明经病而兼见少阴之候。太阳汗出恶寒主桂枝，可知病在太阳不得妄用附子，欲明白此等，全在无字处悟入，今之以用附自诩者，鲜能知此。

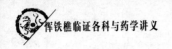

一八一条：伤寒八九日，风湿相搏，身体疼烦，不能自转侧，不呕不渴，脉浮虚而涩者，桂枝附子汤主之；若其人大便硬，小便自利者，去桂加白术汤主之。此因风湿相搏不能转侧而用附，"不呕不渴，脉虚浮而涩"，及方后"术附并走皮内，逐水气未得除，故冒"，均须注意。不呕，病不在上、中焦；不渴，桂枝可以使之燥化；术附并走皮内，可知"身体疼烦，不能自转侧"，均因湿在躯壳经络之故。是桂枝之用，驱邪从表出，附子之用，刺激经络使增弹力；术附相济，药位在病所，使湿得化。

一八二条：风湿相搏，骨节疼烦掣痛，不得屈伸，近之则痛剧，汗出短气，小便不利，恶风不欲去衣，或身微肿者，甘草附子汤主之。"骨节疼烦，不得屈伸，近之痛剧"，皆风湿相搏证，汗出是附子证，短气是甘草证，虚故也。小便不利因汗出，得附汗敛，小便自行。"恶风不欲去衣"，不必凿解，当是汗出衣润之故。风湿相搏仍主术附，惟前节"去桂"字，《金匮直解》谓"恐汗多"，殊不然，桂枝能敛汗也，是当存疑。

三三二条：脉浮而迟，表热里寒，下利清谷者，四逆汤主之。此用姜、附以下利清谷之故，表面见热证，里面见寒证，则以寒为主。

二七九条：自利不渴者，属太阴，以其藏有寒故也，当温之，宜四逆辈。自利不渴之为内寒，其证易辨。

三〇三条：少阴病，始得之，反发热，脉沉者，麻黄细辛附子汤主之。麻黄解表，附子温里，细辛散肾经之寒。其细辛能治之头痛，亦属少阴，病在下见之于上，在上取之于下也，细辛之量，不得过三分。此条药证，古人研究所得者，可以为法。《辑义按》中所集《医贯》《医经会解》《张氏医通》各注，均宜熟读潜玩。

三〇四条：少阴病，得之二三日，麻黄附子甘草汤微发汗，以二三日无里证，故微发汗也。无里证，则有表证在言外，麻黄治表，附子治少阴也。

三〇六条：少阴病，得之一二日，口中和，其背恶寒者，当灸之，附子汤主之。脉沉微，但欲寐，蜷卧，背恶寒，口中和，附子条件毕具。

三〇七条：少阴病，身体痛，手足寒，骨节痛，脉沉者，附子汤主之。体痛、脉沉，病不在表。此两节与真武汤、芍药甘草附子汤为类似证。

三一六条：少阴病，下利，白通汤主之。

三一七条：少阴病，下利，脉微者，与白通汤；利不止，厥逆，无脉，干呕烦者，白通加猪胆汁汤主之。服汤，脉暴出者死，微续者生。

三一八条：少阴病，二三日不已，至四五日腹痛，小便不利，四肢沉重疼痛，自下利者，此为有水气，其人或咳，或小便利，或下利，或呕者，真武汤主之。

三一九条：少阴病，下利清谷，里寒外热，手足厥逆，脉微欲绝，身反不恶寒，其人面色赤，或腹痛，或干呕，或咽痛，或利止、脉不出者，通脉四逆汤主之。通脉四逆为四逆加葱，脉不出为主要症，故方名"通脉四逆"。

三二五条：少阴病，脉沉者，急温之，宜四逆汤。

三二六条：少阴病，饮食入口则吐，心中温温欲吐，复不能吐，始得之，手足寒，脉弦迟者，此胸中实，不可下也，当吐之；若膈上有寒饮，干呕者，不可吐也，当温之，宜四逆汤。手足寒是热向里攻，脉弦是内脏神经紧张，脉迟是脏气被窒，吐之是助体工自然救济，干呕只是胃逆。本无物可吐，吐之是增其逆，故不可吐。

三五七条：大汗出，热不去，内拘急，四肢疼，又下利，厥逆而恶寒者，四逆汤主之。

三五八条：大汗，若大下利，而厥冷者，四逆汤主之。此与霍乱病理略同，后文。

三六九条：下利清谷，不可攻表，汗出必胀满，皆可以明白汗与利之关系。

三七五条：下利清谷，里寒外热，汗出而厥者，通脉四逆汤主之。

三七七条：下利，腹胀满，身体疼痛者，先温其里，乃攻其表，温里宜四逆汤，攻表宜桂枝汤。

三八二条：呕而脉弱，小便复利，身有微热，见厥者，难治，四逆汤主之。

《伤寒》本论用附子各方尽于此数，反复熟读，即题无剩义。其最显著者，为同是厥，脉滑而厥者为热，主白虎汤；脉微而厥者属寒，主附子。脉微而厥为体温不能达于四末，阳不足故也，脉滑而厥为热向里攻，有余为病非不足也，故热深厥深为热证，此其一。同是自利，自利而躁烦，或干呕，或恶寒，或四逆，皆寒证，故附子而外，有时当灸；若自利而后重，热证也，故主白头翁汤。假使自利后重误用姜、附，可以百无一生，惟末期至于滑脱，或经涤肠数次，致脾家无阳者，则可用附子，然此为例外，且中途误用附子，往往便血，终属不救，不能不辨之于早也，此其二。同是汗出恶寒，有其他太阳证者，主桂枝，其传入阳明之经，太阳已罢，而汗出恶寒者，以亡阳论，附子证也，此其三。详察诸证，合之脉象，检查病历，计其日数，可以寡过矣。

第八期

诸呕用药标准第十六

（13）太阳中风，阳浮而阴弱，阳浮者热自发，阴弱者汗自出，啬啬恶寒，淅淅恶风，翕翕发热，鼻鸣干呕者，桂枝汤主之。此是纯粹太阳中风证，太阳病，阳明、少阳证不见者，为不传。干呕是胃家事，即所谓阳明证，见此者其病有传阳明之倾向也。何以然？汗出与胃有关，表层司汗腺之神经与胃腺司分泌之神经互相呼应也。干呕是寒，何以知之？凡已化燥之口干舌燥症为阳明，桂枝当禁；如其太阳未罢，有桂枝证，亦须桂枝黄芩、桂枝白虎；若主桂枝汤，必其人口中和，胃中寒也。

（19）若酒客病，不可与桂枝汤，得之则呕，以酒客不喜甘故也。欲明白此条，须先明白所谓"酒家"。西医籍只言酒客能容多量酒精，是生理上关系，不言何故。中医籍则谓酒家多湿，湿属脾。《内经》五味配五脏，以甘配脾，谓"稼穑作甘"，甘为脾之味，脾为太阴，该肠部而言。凡湿胜者，其腹部各组织弹力较弱，而躯体恒以肉胜，如此者其人恒能食而便溏，俗说谓之"胃强脾弱"。此类体格之人都喜饮酒，盖因组织弹力弱，得酒精刺戟①之，则较舒适故也。若神经性之人感觉奇敏，得酒热化，气血皆上行，眩晕随作，故不能饮。然彼能饮酒之人因常饮多饮而频醉，各种神经因受刺戟过当而麻痹，见之于外者为汗空疏而自汗，因热化亲上之故，头部尤易出汗，如此则为酒风，其司分泌之神经已中毒也。此亦有微甚，中毒浅者酒量小，中毒愈深，酒量愈大，神经麻痹愈甚。于是有两事相因而至，其一因组织弛缓之故，淋巴不能充分吸收，皮下常有过剩之水分，聚而为瘰，是为湿疮；其二神经受病，直接当其冲者为肝脏，往往思想不健全，中年以后则易病中风。此之谓酒家，所以不喜甘之故。生理上如何，余尚未能明其故，但湿胜者不能吃糖是事实。又，酒家之湿胜多从热化，除面有风色之外，其舌质多绛，桂枝汤既甜且热，宜其得之则呕也。

（30）伤寒，脉浮，自汗出，小便数，心烦，微恶寒，脚挛急，反与桂枝汤欲攻其表，此误也。得之便厥，咽中干，烦躁，吐逆者，作甘草干姜汤与之，以复其阳。自汗恶寒，心烦，脚挛急，是附子证。因无阳而病在里，攻表则益虚其阳，故厥；烦躁吐逆是

---

① 刺戟：即刺激。

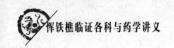

脏气之乱，欲救济而不暇应付，故气乱，故与躁烦并见。云"复其阳"，意义自明，甘草干姜有补虚意。

（35）太阳与阳明合病，不下利，但呕者，葛根加半夏汤主之。观本方并不用凉药，则知并非因热而呕，加半夏，则知呕因痰浊。生姜为止呕副药，亦是辟秽之意，不为温也。

（42）伤寒表不解，心下有水气，干呕，发热，而咳喘者，小青龙汤主之。观方中姜、桂并用，则知干呕是寒，虽用半夏，已居副药之列。半夏治痰，寒则痰薄，故注家皆云是饮，饮是痰水，喘即因此，故用姜、桂，"青龙"之名亦因此。

（77）中风发热，六七日不解而烦，有表里证，渴欲饮水，水入则吐者，名曰水逆，五苓散主之。此条之吐，病在不能消水，主五苓则知小便不利，柯氏、方氏注尚有可观。

（79）发汗后，水药不得入口为逆，若更发汗，必吐下不止。此条并未吐，吐与下皆肠胃中事，而其癥结在发汗，然则大汗亡阳而致吐下不止，生理上之变化岂不显然。

（80）发汗、吐、下后，虚烦不得眠，若剧者必反复颠倒，心中懊憹，栀子豉汤主之。若呕者，栀子生姜豉汤主之。

（93）病人有寒，复发汗，胃中冷，必吐蛔。蛔不是尽人皆有，今云"胃冷必吐蛔"，岂蛔为生理上应有之物，非病理方面事邪，此说可商。又，热病胃中热甚而吐蛔，用凉剂消炎得愈者，乃常有之事。今云"胃中冷必吐蛔"，亦可商。惟阴证不可发汗，误汗致胃中无阳，干呕躁烦，却是事实。

（100）伤寒五六日，中风，往来寒热，胸胁苦满，嘿嘿不饮食，心烦喜呕，小柴胡汤主之。此为少阳证呕吐，所谓不可汗下者也。少阳为胆腑之经，古人以肝为甲木，胆为乙木，其经气从火化，其提纲为口苦、咽干、胁痛，其见症为寒热往来，其地位牵涉肝胃，因非太阳，故不可汗，肝胆都不受压抑，故不可下。脑症之所以可下，因胃积为之病源之故。所以呕，因胆腑经气上逆，其病是化热症，热故上行。方中黄芩居重要地位，半夏、人参仍是胃药，柴胡能解此经之外感，亦是汗药，用之不当，辄因过汗之故而泄泻，亦能令人虚，与不当汗而汗致吐利同。故谓"柴胡不发汗"乃强作解人之语，不可为训也。此药于透发痧痘有特效，时人不明病理，往往用不得当，因致虚，既虚之后，复不知汗与自利同见即是少阴，仍向少阳方面求治法，病乃日见增剧，至于不救，嗣后遂畏柴胡如虎，皆非是也。

（101）血弱气尽，腠理开，邪气因入，与正气相搏，结于胁下，邪正分争，往来寒热，休作有时，嘿嘿不欲饮食，脏腑相连，其痛必下，邪高痛下，故使呕也，小柴胡汤主之。"脏腑相连"，脏指肝，腑指

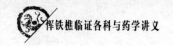

胆，与首句"血弱气尽"相应。成无己云：当月廓空时，则为血弱气尽。是"血弱气尽"指女人月事言。肝主藏血，与冲任相连，女人肝郁，月事不以时下，即因肝气上逆之故，可以为"脏腑相连"句注脚。邪正相搏，结于胁下，其处脉络不通，血欲下行不得则痛，邪从腠理入，病少阳之经气是阳，血因邪正相搏而结胁是阴，故云"邪高痛下"。胁下既结且痛，则胃气不得下行，复有外邪病少阳之经，则胃不得安，此时自然力之救济法，惟有作恶，迫病邪上吐，此所以云"邪高痛下，故使呕"也。又，观"腠理开，邪气因入"句，可以证明柴胡是汗药。

（103）得病六七日，脉迟浮弱，恶风寒，手足温，医二三下之，不能食而胁下满痛，面目及身黄，颈项强，小便黄者，与柴胡汤后必下重。本渴饮水而呕者，柴胡不中与也，食谷者哕。本渴饮水而呕是水逆，乃五苓散证，余详《辑义按》。食谷者哕，为胃中事，重心在胃，故柴胡不中与。

（110）太阳病，过经十余日，反二三下之，后四五日柴胡证仍在者，先予小柴胡。呕不止，心下急，郁郁微烦者，为未解也，与大柴胡汤下之则愈。柴胡证仍在者，谓寒热往来，发作有时，胁痛而呕，先予小柴胡解少阳之邪。呕不止，心下急，微烦，为胃中有积，大柴胡表里分疏，则虽下，不碍少阳经气。百零三节亦胃中事，而见茵陈五苓证，柴胡不中与。此节亦胃中事，然是柴胡证，故兼顾其积。治痉病亦然，凡痉胃中有积者，与治痉之剂辄不应，稍久变为慢性脑炎，便不救。若初起时，治痉之外，予以瓜蒂散，为效甚良，余所谓瓜蒂散，乃瓜蒂、栀、豉，不吐即下。

（111）伤寒十三日不解，胸胁满而呕，日晡所发潮热，已而微利，此本柴胡证，下之以不得利，今反利者，知医以丸药下之，此非其治也。潮热者实也，先宜服小柴胡汤以解外，后以柴胡加芒硝汤主之。"下之以不得利"句，谓因不得利而下之，故下文云"今反利"。胸胁满而呕是柴胡证，见潮热而微利，是柴胡加芒硝证。其下一条"过经，谵语，小便利，自利，脉和"为内实，主调胃，以无少阳证故也。

（127）太阳病，当恶寒发热，今自汗出，反不恶寒发热，关上脉细数者，以医吐之过也。一二日吐之者，腹中饥，口不能食。三四日吐之者，不喜糜粥，欲食冷食，朝食暮吐，以医吐之所致也，此为小逆。

（128）太阳病吐之，但太阳病当恶寒，今反不恶寒，不欲近衣，此为吐之内烦也。此两节只是一节，吐之能使人内烦恶热，欲食冷食，却又朝食暮吐。朝食暮吐之理，为胃中无热。是"恶热，欲食冷，内烦"皆所谓客热，非真热也。于是可知，以病人喜热饮、冷饮候病之寒热，其说粗而无理。

（129）病人脉数，数为热，当消谷引食，而反吐者，此以发汗令阳气微，膈气虚，脉乃数也。数为客热，不能消谷，以胃中虚冷，故吐也。发汗令阳气微是一公例，发汗令阳微膈虚胃冷而吐，甚者肠冷而利，吐利并作而见四逆，则为姜附证，此其前一步事。

（130）太阳病，过经十余日，心下温温欲吐，而胸中痛，大便反溏，腹微满，郁郁微烦，先此时自极吐下者，与调胃承气汤，若不尔者，不可与。但欲呕，胸中痛，微溏者，此非柴胡证，以呕故知极吐下也。外热内攻，温温欲吐，肢必微厥，如此当从表解，不可下。吐下后，虚烦，热与积有余，因而内结，可以微下，即是本条。从外之内者，仍从外解；由里面自起反应者，从里解故也。余详《辑义按》。

（154）伤寒六七日，发热微恶寒，支节烦疼，微呕，心下支结，外证未去者，柴胡桂枝汤主之。本条之呕，与"邪高痛下"条同，彼条是少阳，故主柴胡，此条兼有太阳，故主桂枝、柴胡。

（158）伤寒五六日，呕而发热者，柴胡汤证具，而以他药下之，柴胡证仍在者，复与柴胡汤。此虽已下之，不为逆，必蒸蒸而振，却发热汗出而解；若心下满而硬痛者，此为结胸也，大陷胸汤主之；但满而不痛者，此为痞，柴胡不中与之，宜半夏泻心汤。无少阳证，但满不痛，柴胡并不能治满，且是汗药，不当汗而汗，亡阳动经，则增泄泻，故云"不中与"。

（159）太阳中风，下利呕逆，表解者，乃可攻

药物学讲义

之。其人漐漐汗出，发作有时，头痛，心下痞，硬满，引胁下痛，干呕，短气，汗出，不恶寒者，此表解里未和也，十枣汤主之。"漐漐汗出，发作有时"，是内部已结之证，"头痛，心下痞，硬满，引胁下痛，干呕，短气"，是结之地位甚高，在胃不在肠之证，据诸家皆言治水，《医学纲目》言治痰，《辑义按》中所列各注均有研究价值。《宣明论》谓治小儿惊搐，亦有价值，《活人书》谓"服此不下者，遍身浮肿而死"，并可见古人对于此方之审慎。又，方后三物等分，强人服一钱匙，羸者半钱匙；准《千金》用五铢钱，则分量亦不为多。半钱匙之药末，用大枣十枚煎汁调服，较之《圣济总录》用大枣捣药末和丸为稳，因和丸则枣之力量等于虚设，惟古人泥于十枣汤治水，则于本条尚有疑义。

按：漐漐汗出为表解，云"漐漐"亦是里实之证，加以发作有时，乃益证明里实，既漐漐汗出，水有出路，是"心下痞，硬满，引胁下痛"之结，亦非水结。其云"下利呕逆"，既结于内，决不能呕之使出，故下文云"干呕"，此条之结在胃，不是在肠，所云"下利"亦不过粪水，则亦不能聚水。"短气"二字，有注意价值，既可峻剂攻下，自然非虚，因结在胸脘部分，故短气。大约有积当攻之，攻须用快药，三承气、陷胸、十枣都是快药，而力量有等差，各有所宜。承气是汤剂，药量以钱计，肠积宜之。十枣是散，陷

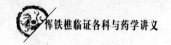

胸丸是丸，药量以厘计，积停于胸脘者宜之。药力猛悍程度与用量为正比例，厘计与钱计，其量相差百倍，十枣与三承气其力亦相差百倍，猛悍少用，能开通道路，并不能使积全下，惟其以开通道路为事，则非真结者不可用。以开通道路为事，则不伤其及他脏气。既云"开通道路"，是不能将宿积悉数驱之使下，余积由体工救济力自行驱除。故得药之后，粪水并下，粪是积，水是体工驱积之利器，乃躯体中本有之液体，此不但十枣如此，陷胸丸如此，即回春丹、抱龙丸、保赤散亦如此。然则谓十枣下水，其说非矣，由此可知，非结不可用，误用则伤脏气，阴虚而热者不可用，本身无液体以为驱逐余积之利器也。凡脏伤则肿，故误服此药，无物可下者，肿满而死。陷胸、十枣，怀疑十余年，今乃霍然明白，并回春丹、抱龙丸之所以误事及其用法，亦可以了然无疑，洵快事也。

（164）伤寒汗出，解之后，胃中不和，心下痞硬，干噫食臭，胁下有水气，腹中霍鸣下利者，生姜泻心汤主之。《续易简方》谓此条是食复，干噫谓噫而无物。**按**：此条是伤胃，胁下水气，腹中雷鸣下利是肠部寒。

（165）伤寒中风，医反下之，其人下利，日数十行，谷不化，腹中雷鸣，心中痞硬而满，干呕，心烦不得安。医见心下痞，谓病不尽，复下之，其痞益甚，此非热结，但以胃中虚，客气上逆，故使硬也，甘草泻心汤主之。此条干呕由于误下，亦是动经，但客气逆只痞不呕，下利故呕，动经故也。

（170）伤寒发汗，若吐，若下，解后，心下痞硬，噫气不除者，旋覆代赭汤主之。汗吐下后而痞，亦是客气上逆。噫气，既非呕，亦非呃。方中用人参、用姜，则知噫是虚、是寒。旋覆、甘草质轻，方中皆用三两，代赭重，仅用一两，生姜用至五两，倘此药量不误，则知所重者不在代赭，近人用此三钱、五钱，乃至一两，药后病者辄见呃逆。呃为横膈膜痉挛，乃药力太暴，神经起反应，较之客气动膈为尤甚。既见呃，遂不得止，一因虚甚，神经失养；一因中脘与腹部气压不得中和，两者皆猝难恢复故也。《寓意草》治膈气、呕吐得效，当是事实，惟说理则非是。

（172）伤寒发热，汗出不解，心中痞硬，呕吐而下利者，大柴胡汤主之。此少阳夹食之证，其病由外之内，故用大柴胡。若客气动膈之痞硬，由误汗下反应，则附子泻心证矣。呕与小柴胡同，多利耳。

（179）太阳与少阳合病，自下利者，与黄芩汤。若呕者，黄芩加半夏生姜汤主之。观本论中凡用凉药之痞满、吐利，皆未经汗下误治者，盖未经汗下，则其病属实，汗下而不愈为误治，误治即虚，任温药矣。此所谓"三阳皆实，三阴皆虚也"。

（180）伤寒，胸中有热，胃中有邪气，腹中痛，欲呕吐者，黄连汤主之。凡言客气，皆本身自起之反

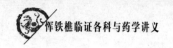

应；凡言邪气，皆外来侵袭之风寒。本条言有邪气，故主桂枝；呕是热，故主川连；痛是寒，故主干姜，所谓"有一证，有一药"也。"胃中"字，最乱人耳目，主桂枝，仍是从太阳解，因热向里攻，不得达表，故使呕，呕是胃家事，故云"胃中有邪气"，姜、连之量，随痛与呕之多寡为加减，故喻嘉言有"进退黄连汤"之名。

（193）伤寒，发热无汗，呕不能食，而反汗出濈濈然者，是转属阳明也。发热无汗是太阳证，"呕不能食"连上句读，盖即太阳病而见阳明证，可决其必传之病，并未服药汗出濈濈然，故云"而反"。凡汗濈濈然，为已转属阳明也。

（202）阳明病，不能食，攻其热必哕，所以然者，胃中虚冷故也。以其人本虚，攻其热，必哕。"哕"字释作呃逆，引《诗经》"銮声哕哕"，谓发声有序，甚有理致。本条之"胃"字，确是指胃，不是指肠。阳明病固然是化热，太阳已罢，病在胃肠，其人本虚，并无阴证，仍是阳明。在肠者是腑证，在胃者是经证，气压不匀则呃逆，骤寒、骤攻、骤热与液枯皆有之，本条未出方，然非附子理中，予丁香柿蒂当效。

（205）阳明病，反无汗，而小便利，二三日呕而咳，手足厥者，必苦头痛；若不咳不吐，手足不厥者，头不痛。呕、厥、头痛，其理易明，反复言之，更明了。无汗、小便利，水分下行，当令达表乃得。《辑义按》中各注皆非是。

（212）伤寒呕多，虽有阳明证，不可攻之。是顺生理为治，《辑义按》中按语自明，惟本文"阳明证"三字，似专指腑证，因腑证当攻，故云。

（233）若胃中虚冷不能食者，饮水则哕。此承上节而言，上节是四逆汤，表热里寒，下则清谷；与下一节亦相属，病理各别，文字相连也。

（239）阳明病，胁下硬满，不大便而呕，舌上白苔者，可与小柴胡汤，上焦得通，津液得下，胃气因和，身濈然汗出而解。苔是胃气，白是表邪，可谓有表复有里，因硬满，上焦不通而作呕，因津液不下，胃气不和而不汗，如此其热必弛张，是见柴胡证。予柴胡解表，大便当下，上焦得通，津液下行，"因胃和汗出"，"因"字宜玩。

（140）阳明中风，脉弦浮大而短气，腹都满，胁下及心痛，久按之，气不通，鼻干不得汗，嗜卧，一身及目悉黄，小便难，有潮热，时时哕，耳前后肿，刺之小差。外不解，病过十日，脉续浮者，与小柴胡汤。脉但浮，无余症者，与麻黄汤；若不尿，腹满加哕者不治。**按**：二零二条"攻其热必哕"是冷呃，此条"身黄、鼻干、耳肿、热潮、腹满、不尿"是热呃，当是烧针致坏之重者，《辑义》中柯注较佳。经谓"不治"，吾人固无从反对，然本文小柴胡汤、麻

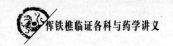

黄汤都可疑，因如此病不是此等药，须以无厚入有间，勿伤脏气，然后焘然而解。

（249）食谷欲呕，属阳明也，吴茱萸汤主之，得汤反剧者，属上焦也。吴萸是热药，用此必有寒证，可知呕是胃家事，本条可以证明胃是阳明经，肠是阳明腑，不得泥于"太阳已罢，化热者为阳明"，末两语未详其义。**按：** 吴萸药位在胸脘，不可谓"非上焦"，纵使停食地位高于药位，苟非寒热误认，亦不至"得汤反剧"。

本太阳病不解，转入少阳者，胁下硬满，干呕不能食，往来寒热，尚未吐下，脉沉紧者，与小柴胡汤。若已吐、下、发汗、温针、谵语，柴胡汤证罢，此为坏病，知犯何逆，以法治之。呕吐多属热，干呕多属寒，故不能食；热甚、虚甚，亦不能食，但不必干呕。其余语意自明。

（277）太阴之为病，腹满而吐，食不下，自利益甚，时腹自痛，若下之，必胸下结硬。是中寒为病，准此与阳明腑证比较，寒则胀，热则结，结可下，胀当温。本因中寒而胀，以寒药下之，则益其寒，阴证本虚，攻之则虚虚。虚寒为病，增其虚寒，是益病非去病也。下之而胸下结硬者，病灶虽在腹，反应则在胸也，食不下而吐利，其属虚宁有疑义。吐利并作，中权失司，其内无阳，必然汗出，是皆可推理而得者。

（285）少阴病，欲吐不吐，心烦但欲寐，五六日自利而渴者，属少阴也。虚，故引水自救。若小便色白者，少阴病形悉具。小便白者，以下焦虚有寒，不能制水，故令色白也。腹满、自利不渴者，属太阴；自利而渴者，属少阴。其所以然之故如何？曰：自利不渴者，寒故也；自利而渴者，唾腺不能造津液故也。此其渴与阳明渴不同，阳明因热而渴，与太阴因寒而不渴，恰恰成为对待，固然一望可辨，少阴证，脉沉微，但欲寐；是不热也，既不热而又渴，其所以然之故，亦一望可知。此即少阴属肾之真确意义，欲吐不吐，与"干呕"为近，当是中焦有寒。

（286）病人脉阴阳俱紧，反汗出者，亡阳也，此属少阴，法当咽痛而复吐利。此释所以吐利之故，与上节互相发明，咽痛因腺病，当在扁桃体、喉蛾之类也，旧谓"不红不肿，痛如刀割"者，非是。

（296）少阴病吐利，手足不逆冷，反发热者，不死；脉不至者，灸少阴七壮。盖言吐利、发热、脉不至者可灸，脉不至手足必逆冷，《辑义》中按语当是，既吐利，亦是中寒，不逆冷，未逆冷耳。

（300）少阴病，吐利，躁烦四逆者，死。四逆与手足逆冷，亦有微甚之辨。

（304）少阴病，脉微细沉，但欲卧，汗出不烦，自欲吐，至五六日自利，复烦躁不得卧寐者，死。

（317）少阴病，下利，脉微者，与白通汤；利不止，厥逆无脉，干呕烦者，白通加猪胆汁汤主之。服汤已，脉暴出者死，微续者生。

（319）少阴病，下利清谷，里寒外热，手足厥逆，脉微欲绝，身反不恶寒，其人面色赤，或腹痛，或干呕，或咽痛，或利止、脉不出者，通脉四逆汤主之。

（323）少阴病，下利六七日，咳而呕渴，心烦不得眠者，猪苓汤主之。咳则不用温药，是可注意之点，此条用猪苓是咳为水逆，猪苓戕肾，大虚证宜慎。

（328）少阴病，饮食入口则吐，心中温温欲吐，复不能吐，始得之，手足寒。脉弦迟者，此胸中实，不可下也，当吐之；若膈上有寒饮，干呕者，不可吐也，当温之，宜四逆汤。

（330）厥阴之为病，消渴，气上冲心，心中疼热，饥而不欲食，食则吐蛔，下之，利不止。

（342）伤寒，脉微而厥，至七八日肤冷，其人躁，无暂安时者，此为脏厥，非蛔厥也。蛔厥者，其人当吐蛔，令病者静而复时烦者，此为脏寒。蛔上入其膈故烦，须臾复止，得食而呕又烦者，蛔闻食臭出，其人当自吐蛔。蛔厥者，乌梅丸主之，又主久痢。此两条皆言吐蛔，第二条本文有讹字，吐蛔之义不能彻底明了。蛔非生理上事，当然非人人所必有，吐蛔之病，今所见者皆属热，其属寒者，未曾见过，所可知者，亦是肠胃病，而属风化兼神经性者。

（343）伤寒，热少微厥，指头寒，嘿嘿不欲食，烦躁数日，小便利，色白者，此热除也。欲得食，其病为愈；若厥而呕，胸胁烦满者，其后必便血。厥而呕、胁满，是热厥兼肝证。便血有其理，惟是否即后文之白头翁证，未能确言，《辑义按》谓是尿血，义亦未妥。

（363）伤寒，本自寒下，医复吐下之，寒格更逆吐下，若食入口即吐者，干姜黄芩黄连人参汤主之。本条意义自明。

（381）呕家有痈脓者，不可治呕，脓尽自愈。

（382）呕而脉弱，小便复利，身有微热见厥者，难治，四逆汤主之。

（383）干呕，吐涎沫头痛者，吴茱萸汤主之。

（384）呕而发热者，小柴胡汤主之。

（385）伤寒，大吐大下之，极虚，复极汗者，其人外气怫郁，复与之水，以发其汗，因得哕，所以然者，胃中寒冷故也。外阳虚竭，则生内寒，哕之理由，详《辑义按》。

验 方 新 按

恽铁樵　著

孟凡红　杨建宇　整理

内 容 提 要

恽铁樵（1878—1935），名树珏，字铁樵，别号冷风、焦木、黄山，江苏省武进人，是近代具有创新思想的著名中医学家。早年从事编译工作，后弃文业医，从事内科、儿科，对儿科尤为擅长，致力于理论、临床研究和人才培养。1925 年在上海创办了"铁樵中医函授学校"，1933 年复办铁樵函授医学事务所，受业者千余人。著有《群经见智录》等 24 部医学著作，有独特新见，竭力主张西为中用，是中国中西医汇通派代表医家，对中医学术的发展有一定影响。

作为"铁樵函授中医学校"培训教材之一，本书收录了临床常用方剂 60 首，讲述了方剂的功效、用法用量、药物组成及制备方法，后附恽铁樵按语。按语部分是恽铁樵的个人临床用方体验和学术精粹，充分体现了本书的临床实践指导意义和重要的学术价值。

本书依据《铁樵函授医学讲义二十种》1933 年铅印本进行点校整理。

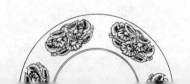

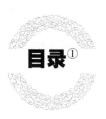

目录①

———————————

① 原书没有目录，为了便于查阅，整理者增加了此目录。

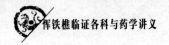
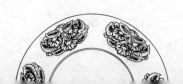

毓麟丸

男子阳衰精弱，妇人经脉不调，往往难于嗣续。此丸补气养血，滋肾调经，久久服之，功效非常。

每服三钱，陈酒或淡盐汤任下。

党参二两　杜仲二两　冬术二两　白芍二两　甘草一两　茯苓二两　鹿角霜二两　当归四两　熟地四两　川芎一两　花椒二两　菟丝子四两

上药共为末，蜜打丸。

铁按：川芎、鹿茸同用，宜于崩漏、下脱；椒则宜于风缓。药效有上行极而下，下行极而上者，此丸殆上行极而下。

青娥丸

此丸能滋补下元，益肾固本，养血滋阴，发白再黑，齿落再生，有返老还童之妙。

每服四钱，空心淡盐汤下。

杜仲八两　补骨脂五钱　核桃肉四两

大蒜头捣泥为丸。

铁按：蒜，近知其有效成分为砒素，性热烈不纯；补骨脂亦热，药复太简，后一方较佳。

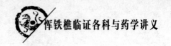

又方

熟地四两　核桃肉八两　大茴香一两　淡苁蓉二两
补骨脂二两　杜仲四两　沉香四钱　乳香四钱　没药四钱

蜜丸，如桐子大。

铁按：妇人产后病乳，用茴香效，但从此无乳，疑此物能变更组织，勿轻用。

金刚丸

肾精枯竭，复伤风湿，经络气滞，久郁不散，以致腰膝沉重，四肢无力，筋骨痿软，不能起床。是丸补精血以培元，祛风湿以利气，久服血旺气充，诸恙自痊。

每用三四钱，盐汤下。

川草薢八分　杜仲八分　淡苁蓉八分　菟丝子八分

上药共为细末，猪腰为丸。

铁按：苁蓉、草薢均去湿，久服治慢性萎症良，名则劣。

葆真丸

人或禀赋素薄，或调理失宜，男子则衰弱无子，妇人则寒冷不孕。此丸能通十二经脉，起阴发阳，定魄安魂，开三焦之积聚，补五脏之虚损，壮筋健骨，益寿延龄，虽老年不能种子等症。

每服三四钱，淡盐汤送下。

熟地二两　怀山药二两　补骨脂一两　龟版胶四两
鹿角胶八两　小茴一两　杜仲三两　胡芦巴一两　柏子霜
五钱　萸肉一两五钱　云苓二两　菟丝子一两五钱　远志一
两　杞子一两　怀膝一两　巴戟一两　五味子一两　益智
仁一两　川楝子一两　枳实一两　石菖蒲五钱

用淡苁蓉四两，打烂为丸。

铁按：此丸当效，其远志一味，有驱使草木之妙。

震灵丹

治男子精元虚惫，心神恍惚，上盛下虚，头晕目
眩，中风瘫痪，手足不遂，筋骨拘挛，腰膝沉重，梦
遗精滑，膀胱偏坠，小便淋漓；并治妇人血海不足，
崩漏带下，子宫寒冷，不能受孕等症。

每服三钱，温酒下，妇人醋汤下。忌诸血，孕妇
勿服。

禹粮石四两　乳香二两　没药二两　代赭石四两　五
灵脂四两　紫石英四两　辰砂一两　赤石脂四两

上药共研细末，米糊为丸。

铁按：石药化热以愈病，故服五石者须寒食及冷
水淋，无法能使恰到好处，是此丹不可用。

二味黑锡丹

治真元亏损，阳气上脱，喘急气促，厥逆不顺，
头目眩晕，上盛下虚等症，服之立效。

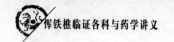

每服一钱，开水下。

黑锡化入硫黄三两，急搅成砂子，研末，酒糊为丸。

铁按：虚损之症，喘与汗皆甚微，惟恶热异常，即当此丸。

局方黑锡丹

治脾元久冷，上实下虚，肾水亏竭，心火炎盛，痰鸣壅塞，喘促气逆，或奔豚上气，脚气上冲，两胁膨胀，五种水气；及阴阳气不升降，卒暴中风，痰潮上膈，神昏不省，并小儿痘疹，各种坏症；妇人血海枯寒，不能孕育，赤白带下；一切阴火逆冲，真阳暴脱诸症，服此即可回生，慎勿轻视。

每用四十丸，姜盐汤下，女人艾枣汤下。

沉香一两　肉果一两　肉桂五钱　胡芦巴一两　川楝子一两　黑锡二两　广木香一两　小茴香一两　阳起石一两　淡附子五钱

黑锡化入硫黄三两，急搅成砂子，研末，酒糊为丸，用袋打光。

铁按：真阳上脱，但恶热，不恶寒，而证属虚损者可用。

锡与硫合，阴阳配也；桂、附合，向下行也；桂、附、胡巴、阳起、川楝合，皆肾药也；木香、茴香行气，是副药。

金锁固精丸

心肾不交，气血两损，以致精关不固，无梦频遗，腰痛耳鸣，四肢困倦，虚烦盗汗，睡卧不安，一切虚劳遗泄等症。是丸交济水火，培固元阳，服之精髓充足，阴阳和平，自无滑脱不禁之证矣。

每服四钱，空心，淡盐汤下。忌食烧酒、萝卜、诸血，并房室、劳役等事。

锁阳八两　淡苁蓉八两　莲须八两　芡实八两　龙骨四两　巴戟八两　茯苓八两　牡蛎四两　鹿角霜八两

上药共研细末，水泛为丸。

铁按：巴戟、鹿角霜，相火易动者不宜，是有梦者弗服为是。

滋肾丸

一名通关丸。治肾虚蒸热，脚膝无力，阴痿阴汗，脉上冲而喘益急，口不渴而小便秘，服此则蒸热自退，肾关自通。

每服三钱，开水下。

知母六两　黄柏六两　肉桂六两

上药共研细末，蜜为丸。

铁按：当云"阴萎，盗汗，气上冲"，此丸用之，当必效，挈症亦好。知母、黄柏均戕肾，不可单独用。此丸三物等分，服一钱已重剂。

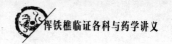

东垣猪肚丸

治忽肥忽瘦，男子湿热便溏，女人淋带臭秽等症。
每服三钱，食前，开水下。

白术二两　牡蛎四两　苦参三两　猪肚一具
用猪肚打烂为丸。

铁按：苦参是特效成分，能燥湿，增加组织弹力，单独用可使肠内膜破碎。

无比山药丸

治丈夫久虚百损，五劳七伤，头痛目眩，肢厥烦热，或脾疼腰膊，不随饮食，不生肌肉，或少食而胀，满体无光泽，阳气衰绝，阴气不行。

每服二十丸至三十丸，食前，温酒或米汤下。

怀山药二两　熟地三两，酒浸　菟丝子三两　赤石脂三两　淡附子二两　怀牛膝三两，酒浸　萸肉三两　茯苓三两　五味子六两　巴戟三两，去心　炮姜二两　泽泻三两　潞党参一两五钱　桂心一两五钱　杜仲炒，三两　淡苁蓉四两　柏子仁二两　白术二两

蜜丸，如桐子大。

铁按：姜、附、桂、膝同用，温下壮肾阳，热者不可用。

脾约麻仁丸

此丸专治脏腑不和，津液偏渗于膀胱，以致大便秘结，小便赤热，或因老年阴亏等症。

每服三钱，开水送下。

生军炒，二两　川朴二两　麻仁二两　杏仁二两　白芍一两五钱，酒炒　枳实一两

上药共研细末，生蜜为丸。

铁按：小便利，则大便约。不能三钱，三钱是重剂。

乌梅安胃丸

治胸膈绞痛，胃寒吐蛔，或病者静而时烦，因脏寒蛔上入其膈，为蛔厥等症。

每服二十丸，每日三服。忌生冷、滑物、臭食等。

乌梅三百枚，加肉，十二两　桂枝六两　干姜十两　当归四两　川椒熬，去汗，四两　黄柏六两　人参六两　川连十六两　细辛六两，泡　附子六个

上药共研细末，乌梅用苦酒浸一宿，去核蒸之，用米五升，煮饭捣成泥，和药成丸。

铁按：细辛、川椒，治寒厥之药。吐蛔有热症，当辨证为先务。

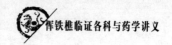

七味豆蔻丸

治久痢之后，元气虚陷，肠滑不固，非涩敛之药不能收功，是丸主之；并治小儿痘后寒热，腹痛泄泻。

每服三钱，开水送下。

诃子五钱　砂仁七钱五分　龙骨五钱　赤石脂二两　枯矾七钱五分　广木香二钱　豆蔻一钱

上药共研细末，水泛为丸。

今年苏州俞申伯即患此病，当时未想到此方，用干姜、石脂不效，当枯矾、诃子也，志之以为覆车之鉴。

铁樵

良附丸

治胃脘积滞未化，胸腹胀痛相连，或时作时止，或经年不愈，服此最宜。

每服三钱，米饮汤下。

良姜、香附等分，水泛为丸。

铁按：良姜猛悍，甚于干姜，三钱太重。

清暑益气丸

伤暑之症，因正气不足而受邪气，炎夏之际服此，则无困倦烦躁之虞、泄泻之虑，殊有运气消暑之妙，其功不可枚举。

每服二三钱，开水下。

党参_{八两}　白术_{四两}　陈皮_{六两}　当归_{八两}　升麻_{二两}
苍术_{八两}　青皮_{四两}　黄芪_{八两}　葛根_{四两}　六神曲_{六两}
麦芽_{四两}　泽泻_{四两}　五味子_{四两}　黄柏_{二两}　甘草_{二两}

上药共研细末，蜜为丸。

铁按：此丸殆出自东垣，然病理上却讲不去。

驻车丸

治暑湿郁蒸，变为下痢，红白相间，似脓非脓，腹痛力乏，里急后重，日数十次。

用水送服二三钱。

川连_{三两}　干姜_{一两}　当归_{一两}　阿胶_{一两}

用阿胶化烊为丸。

铁按：既后重，姜即在可商之列。

舒肝乌龙丹

治肝郁不达，胸腹痞闷，两胁作痛，痰饮呕吐，气逆上冲，四肢厥冷，久则遗精带下，病成虚劳。是丸平肝舒气，补虚强胃，神效无比。

每服三钱，开水送下。

九香虫_{三两}　杜仲_{一两六钱}　於术_{一两}　广皮_{八钱}　车前_{八钱}

上药共研细末，蜜为丸。

铁按：饮属寒，痛是内脏神经，用法以此为准。

305

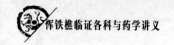

枳实消痞丸

治脾虚不运，伤食恶食，胸腹胀闷，肢体疲倦，虚痞虚满等症。是丸利湿消痞，行气化食，去邪而不伤正。

每服三钱，开水送下。

枳实五钱　川连五钱　白术三钱　人参三钱　干姜二钱　川朴四钱　茯苓三钱　半夏曲三钱　甘草二钱　麦芽三钱

上药共研细末，蒸饼为丸。

铁按：此种宜煎剂，不宜丸。

阿魏消痞丸

专治一切积滞不化及癥瘕痞块，小腹有形，按之则痛等症。是丸力能破滞消积，惟药性猛烈，形实体壮者宜之。

每服一二钱，开水送下，服后食胡桃肉，以鲜药气。

连翘五两　麦芽十两　山楂肉五两　莱菔子十两　大贝母五两　风化硝二两五钱　阿魏五两，醋化　蒌仁十两　川连五两　六神曲十两　制南星十两　胡黄连五两　青盐二两

上药共研细末，姜糊为丸。

铁按：阿魏消肉积，是血药，协风化硝，猛悍异常。

理疝芦巴丸

治小肠气结，奔豚痕疝，睾丸坚硬，小腹有形，上下走痛，或绕脐攻刺，呕吐气滞，是丸散寒化滞，扶气补虚。

每服三钱，淡盐汤下。

胡芦巴十六两　川楝子一斤二两　吴茱萸十两　川乌一两　巴戟肉一两　小茴香二十两

上药共为细末，水泛为丸。

铁按：挈症颇好。石顽云："小腹有形窜痛，用此丸。上热下寒，厥呕吐者，黑锡丹。"皆可循。

三层茴香丸

治寒疝腹痛，阴丸偏大，肤囊瘇肿，有妨行步；或瘙痒不止，时出黄水；或长怪肉，肾肿如石，及一切小肠气等症。

食前，淡盐汤下。

一层：川楝子四两　沙参四两　木香四两
二层：荜拨四两　槟榔二两
三层：茯苓十六两　附子二两，制
盖面：用茴香二两。

济生橘核丸

治四种病，卵核肿胀，偏有大小，或坚硬如石，

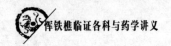

痛引脐腹，甚则肤囊肿胀成疮，时出黄水，或痈肿溃烂等症。

每服六七十丸，酒盐汤下。

橘核四两　枳实二两，麸炒　昆布四两　川楝子四两，炒　海藻四两　木通二两　桃仁四两　桂心二两　广木香二两　海带四两　川朴二两　元胡二两，炒

上药共研细末，酒糊为丸。

铁按：疝气三方，都妥当。

宁嗽丸

治邪留肺经，久嗽不宁，攻伐不可，惟此丸能止嗽化痰，润肺定喘，降有余之邪火，保受伤之肺金。

每服三钱，开水下。

川贝六两　桑叶四两　薄荷四两　米仁六两　甘草二两　苏子四两　南沙参四两　茯苓四两　前胡二两　姜夏四两　杏仁霜四两　橘红二两　川石斛四两　谷芽四两

川石斛、谷芽二味，煎汤泛丸。

铁按：急性支气管炎化热之后，用此善后，良。

舟车丸

治水道壅遏，发为肿胀，口渴面赤，气阴腹坚，二便皆闭，形气俱实之症。是丸通气利水，化积退肿，服之立效，惟药力迅猛，用宜斟酌。

每服一钱，开水送下。

大黄二两　　大戟一两　　芫花一两　　广木香五钱　　轻粉
一钱　槟榔五钱　　橘红一两　　甘遂五分　　黑丑四两　　青皮五钱

上药共研细末，水泛为丸。

铁按：轻粉以勿用为是。

局方至宝丹

此丹荟萃各种灵异，皆能补心体，通心用，除邪秽，解热结，以成拨乱反正之功。专治中风不语，中恶气绝，中诸物毒，疫毒，瘴毒，蛊毒，产后血晕，口鼻出血，恶血攻心，烦躁气喘，吐逆，难产，闷乱，死胎不下，并用童便、姜汁磨服；又疗心胸积热，呕吐，邪气攻心，大肠风秘，神魂恍惚，头目昏眩，眠睡不安，唇口干燥，伤寒谵语，用开水下，脉虚者用人参汤下。

生乌犀屑一两　　生玳瑁屑一两　　琥珀一两　　朱砂一两
龙脑一钱　　牛黄五钱　　安息香一两五钱　　金银箔五十张，为衣
雄雌黄一两　　麝香一钱

上药每料分作百丸，重七分。

铁按：伤寒无用此丸之理。

牛黄清心丸

此丸专治诸风，缓纵不随，语言謇涩，怔忡健忘，头目眩瞀，胸中烦郁，痰涎壅塞，精神昏愦，心气不足，神志不定，惊恐怕怖，悲忧惨戚，虚烦少睡，喜

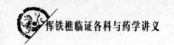

怒无时，颠狂昏乱等症。

用开水送下。

犀牛黄一两五钱　羚羊角一两五钱　白茯苓一两五钱，去心　当归身二两　生甘草一两五钱　麝香六钱　生人参一两五钱　乌犀角一两五钱　冬白术一两五钱　明雄黄一两五钱　甜桂心三钱　冰片六钱

上药共研细末，蜜为丸，金箔为衣，重八分。

铁按：缓纵非此丸所能治，药性可治文痴，但为效不良。

万氏牛黄清心丸

治邪热入于心胞，精神昏愦，妄言谵语；或伤寒湿热，蒙闭于上；或中风痰涎壅塞，神识不清；或五种癫痫等症；又治小儿惊风，痘毒。

每服一丸，开水送下。

黄连五钱　黄芩三钱　广郁金二钱　牛黄三分　山栀三钱　辰砂一钱五分

上药共研细末，用腊雪水调面糊为丸。

铁按：此方劣，挈症谬。惊与痘，牛黄非宜。初生儿胎毒盛者，俗用三黄，又予犀黄，不如径服此丸。

小活络丹

此丹专治中风，手足不仁，经络中有寒湿、流痰、死血；以及腿臂疼痛，跌打损伤，瘀血停留，鹤膝风，附骨寒痛等症。

制川乌_{姜汁炒，六两}　制草乌_{二两二钱}　制胆星_{六两}
没药_{二两二钱}　乳香_{二两二钱}　地龙_{二两二钱}

上药共研细末，蜜丸，重一钱。

铁按：此丸定痛大妙。

安宫牛黄丸

此丸其芳香能化秽浊而利诸窍，其咸寒能保肾水而安心体，其苦寒能通火腑而泻心用。专治邪入心包，精神昏愦，谵言妄语，痰涎壅塞，神识不清等症；兼治飞尸卒厥，五痫中恶，大人小儿痉厥之因于热者。

每服一丸，脉虚者人参汤下，脉实者银花薄荷汤下。病重体实者，日再服，甚或三服。小儿服半丸，不知再服半丸。

犀黄_{一两}　广郁金_{二钱}　大梅_{二钱五分}　珍珠_{五钱}　犀角_{一两}　麝香_{二钱五分}　川连_{一两}　腰黄_{一两}　黄芩_{一两}
劈砂①_{一两}　山栀_{一两}

粥汤泛丸，金箔为衣，重五分。

铁按：此丸劣，"安宫"字既不妥当，药亦无窍。邪入心胞，不合生理、病理。犀黄用于热病，往往致陷。本欲出痧疹者，犀黄为禁药。借用治心房病良。

---

① 劈砂：朱砂的别名。

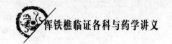

海藏愈风丸

此丹专治疠风为患，手足麻木，眉毛脱落，偏身生疮；及癞风瘾疹，皮肤瘙痒，搔破成疮等症，服之神效。

每服二钱，用玉屏风散煎汤送下。

金钱白花蛇　乌梢蛇　蕲蛇以上去肠，阴干，酒拌浸，晒，为粉　苦参四两　皂角一斤去膜，切片，用无灰酒浸一宿，熬膏，打为丸，重一钱。

铁按：落眉乃皮脂腺与立毛神经坏变，苦参为特效药。然药味太简，亦是一弊，简则力专而偏，不宜久服。此可以治麻风。

养正丹

治上盛下虚，目昏头晕，咳逆反胃，霍乱吐泻，中风潮涎，不省人事；及伤寒阴盛，唇青自汗，四肢厥冷等症。此丸能升降阴阳，祛邪扶正，服之立效。

每服一钱，开水送下。

水银，黑锡同煅，结砂子　硫黄另研　朱砂水飞，各三两，净

铁铫镕化，黑锡入水银，柳木搅，结成砂，研，再下朱砂觉，令不见星，方入硫黄末，急搅成汗，和匀，焰起，醋酒候冷，研细，煮糯米糊丸，姜枣参汤下，三分至一钱五分。

铁按：此不可用。不食马肝，未为不知味。

蠲痹丸

治营卫虚弱，风湿流滞，身体烦痛，手足冷痹，项背拘挛，腰膝沉重，举动艰难等症。此丸祛风固卫，除湿活血，神效异常。

每服三钱，开水送下。

黄芪三两，酒炒 羌活一两五钱 当归三两，酒拌 姜黄一两五钱 甘草一两，炙 防风二两 赤芍一两五钱，酒炒

生姜、大枣打丸。

铁按：腰膝沉重，即是风湿留滞之症，自汗脉缓是营卫虚弱之症，方中宜加桂枝，祛风、固卫、除湿，均非桂枝不可。

易老天麻丸

此丸专治诸风瘫痪，筋脉拘挛，骨节酸痛，手足麻木，口眼㖞斜，半身不遂，及风痰内阻等症。

每服三钱，开水送下。

天麻六两 熟地三斤 羌活六两 川贝六两 川牛膝六两 当归一两 淡附子一两

上药共研细末，蜜为丸。

铁按：此方虽出自易老，却是大辂椎轮，挈症中所言，未必能治。

健步虎潜丸

此丸能祛风活血，壮阳益精。凡老年衰迈，或壮年病后，筋骨无力，步行艰难，腿膝疼痛、麻木等症。

每日早晚用盐汤送服一丸，自有应效。

潞党参四两　茯苓四两　知母八两　白芍四两　枣仁四两　米仁八两　独活四两　生地八两　防风四两　虎胫八两　熟地八两　沉香二两　杜仲八两　五味子二两　木瓜八两　麦冬八两　枸杞四两　淡附子四两　龟版六两　远志八两　羌活八两　石菖蒲四两　黄芪六两　当归六两　川柏八两　怀牛膝八两　台术八两

上药共研细末，蜜为丸，重二钱五分。

又方，小粒

川柏三两　知母三两　当归一两五钱　锁阳一两五钱　白芍二两　怀牛膝二两　龟版四两　虎胫骨一两　陈皮二两　熟地二两

上药共研细末，用羊肉煮烂，均和，打丸。

铁按：菖蒲、远志、黄柏、附子并用，开阖太甚，疑久服有弊，小粒较好。但亦宜于老年阳痿；盛年虽病后服之，亦嫌乎严墙之下。

搜风顺气丸

此丸能润肾搜风，破滞顺气，下燥结，祛瘀热，通幽利水。主治风秘气闭，便溺阻隔，遍身虚痒，脉浮而数；及肠风下血，中风瘫痪等症。

每服三钱，开水送下。

大黄五两　麻仁二两　枳实一两　车前子二两　怀牛膝二两　菟丝子二两　萸肉二两　槟榔一两　怀山药二两防风一两　郁李仁二两　独活一两

上药共研细末，蜜为丸。

铁按：攻补并用，侧重于通，新陈代谢失职者宜之。

河间地黄饮子丸

精虚血枯，内风袭络，手足麻木，心神恍惚，气喘厥逆，舌暗足废，此少阴气厥不至，名曰风痱。是丸能回元阳祛风火。

每服三钱，淡盐汤送下。

铁按：无病人亦可服，则不能治大病可知。

六味粉一料　杜仲四两　麦冬三两　广皮二两

上药共研细末，蜜为丸。

玉屏风散

治风邪久留不散，中虚，自汗不止。此丸能固表补中，久服则正气足，而外邪自不易入。

每服三钱，开水下。

炙黄芪一两　白术二两　防风二两

水泛为丸。

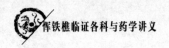

铁按：云"外邪不易入"，固然，然必外邪先出，然后可服。

愈风丹

治风湿痛痹，手足麻木；及风痰入络，筋骨酸痛，肢节拘牵，口眼㖞斜，甚则瘫痪等症。此丸去风除湿，活血止痛，功莫大焉。

每服三钱，开水送下。

熟地一斤　川萆薢六两　当归一斤　元参六两　羌活十四两　天麻六两　杜仲七两　生地一斤　怀牛膝六两　肉桂三两　独活五两

上药为末，蜜丸。

铁按：此为二等药，有回天丸中"温、补、行"三字，然"行"字太少。

九制豨莶丸

凡人气虚血弱，湿蕴痰盛，往往年逾四十，多有手足麻木，言语謇涩，遍身疼痛等病。此丸能益气行血，祛湿利痰，通经络，健脾胃，壮筋骨，疗三十六种风症，治七十二般痰疾，不论男妇，久久服之，可免中风之危。

每日早起服一丸，用开水或温酒下。临卧时，再服竹沥枳术丸尤妙。

豨莶草二斤，酒拌，九蒸九晒　威灵仙六两　白芍八两

天麻六两　秦艽四两　熟地十二两　木爪四两　川芎六两
人参四两　当归八两

蜜丸，重二钱五分。

铁按：此丸配合尚好，然身痛肢麻、湿蕴痰盛，当责之肾亏，主要在修养。

人参鳖甲煎丸

《金匮》云："久疟不愈，结为癥瘕，名曰疟母，以此丸治之。"

每服七丸，每日三服，空心下一服，中饭前下一服，晚饭前下一服。体虚弱者，酌加参汤下。忌生冷、油腻、鸡蛋、豆麦等食。

炙鳖甲十一两　川朴三两　芍药五两　干姜三两　赤硝六两　人参一两　丹皮五两　石韦三两，去毛　乌扇三两，烧（即射干）　蜣螂虫六两，熬汁　䗪虫五两，熬汁　制半夏一两　大黄三两　黄芩三两　桃仁二两　柴胡六两　桂枝三两　瞿麦二两　阿胶三两，炒　鼠妇三两，熬汁　葶苈子一两，熬　紫葳三两　蜂房四两，炙

取锻灶下灰一斗，清酒一斛五斗浸灰，候尽一半，着鳖甲于中，煮，令泛烂如漆，绞取汁，纳诸药，煎，为丸。

铁按：蜣螂、䗪虫、蜂房并用，益以硝、黄、桃仁、葶苈、瞿麦，此丸力量甚大，可以代虫蚁搜剔法，每服少许，当以厘计。

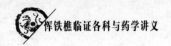

圣济鳖甲丸

三阴疟疾，世所谓四日两头病也，缠绵不已，愈发愈虚，久久必变大证。此丸治疟疾经久不愈，最有奇效，无论男妇、老疟、劳疟，用姜汤送下三钱，小儿减半。忌生冷、油面、鸡鸭蛋等物。

炙鳖甲四两　山楂二两　广皮二两　厚朴二两　麦芽二两　首乌四两　草果二两五钱　莪术一两五钱　姜半夏二两　青皮一两五钱　六神曲一两　山棱一两五钱　黄芩二两　柴胡一两五钱　常山五钱

上药共研细末，姜枣汤打丸。

铁按：此丸就血分着笔，视前一方为逊。常山确是效药，五钱太少，当如柴胡之量。

半硫丸

能治积冷，温脾胃，一切疝癖、大便冷闭等症，并皆治之。

每服十五丸至二十丸，空心，温酒下，或姜汤下，妇人醋汤下。

制硫黄醋透、制半夏　等分为末，米糊为丸。

铁按：伤寒阴证溜腑后，以此下之效，然余已十年不用矣。

防风通圣散

此方上下分消，表里交治，妙在汗下并用，仍寓息养之意，故谓"圣济"。凡风寒暑湿，饥饱劳役，内外诸邪所伤，表里、三焦俱实，气血拂郁，憎寒壮热，目赤头痛，耳鸣鼻塞，口苦舌干，咽喉不利，咳嗽上气，大便闭结，小便赤涩，手足瘛疭①，惊狂谵语，丹斑瘾疹，脏腑热结，痔漏便血，疮疡肿毒，跌跌损伤，一切风热等症，皆可治疗；小儿急惊，亦能奏效。服后避风节食，孕妇勿服。

每服三钱，开水调下。

防风四两　滑石八两　桔梗四两　石膏五两　黑山栀四两　麻黄四两　甘草五两　大黄五两　条芩五两　薄荷五两　白术四两　连翘四两　白芍一两五钱　荆芥四两　川芎一两　当归五两

上药共研细末，用生米、朴硝化水为丸。

铁按：此与双解散略同，虽云"圣济"，不可为训，治热病须先通病理。

清咽太平丸

治木火上炎，肺金受伤，以致咯血于寅卯之时，

---

① 瘛疭（chì zòng）：证名。亦作瘛疭、瘛疭。又称抽搐、搐搦、抽风等。指手足伸缩交替，抽动不已的病证。《灵枢·热病》："热病数惊，瘛疭而狂。"

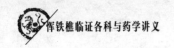

两颊常赤，咽喉不清等症。此丸能消风涤热，清肺疏肝，润燥生津，升清散瘀。

每服一丸，口中噙化，神效。

薄荷一两　犀角一两　桔梗二两　生甘草二两　防风二两　柿霜二两　川芎二两

共为细末，白蜜为丸，重二钱。

铁按：绝妙配合。

大温中丸

治湿热久蕴，盘结不散，气血不能流行，胸饱腹满，疼痛膨胀，二便不利等症。此丸能破滞行血，化湿理气，服之神效。

每服三钱，开水送下。

香附四两　针砂一两　云苓一两　白术五钱　陈皮一两青皮一两　苍术三两　山楂一两　白芍一两　川朴一两　苦参五钱　甘草二钱

上药共为细末，醋糊为丸。

铁按：凡患此者，必无力如懈休，苦参一味，即其效药。腹满属脾，故知是湿；痛则涉血，故当破结。

伐木丸

治肝木横逆，上乘脾土，心腹胀痛，中满不运，外发黄肿，状如土色等症。此丸平肝扶脾，化湿降浊，其效如神。

每服二钱，开水下。

皂矾二两　茅术四两　六神曲八钱

上药共研细末，酒糊为丸。

铁按：血色素变化中毒性，不虚而湿胜者良。

绛矾丸

治湿热蕴结，发为黄疸，腿足浮肿，腹内有块，或便溏肠红等症。此丸化积去滞，退肿降浊，神效异常。

每服二钱，开水送下。

煅皂矾三两　厚朴一两　茅术三两　广皮一两

上药共研细末，加大枣肉、白蜜为丸。

铁按：伐木、绛矾，实无大异，绛矾较平和。

益血润肠丸

能祛风养血，治津液亡，大肠秘。

老人、虚人均可服五六十丸，空心，白汤下。

当归四两　生地四两　熟地四两　桃仁四两　杏仁四两
麻仁四两　厚朴四两　黄芩四两　枳壳四两　生军二两　熟军二两　甘草二两

上药共研细末，蜜丸，如桐子大。

铁按：四物之补，不敌桃核承气之克。

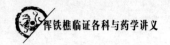

脏连丸

此丸能败火毒，驱湿热，消肿痛，敛脓血。专治湿热内蕴，肠胃气滞，以致浊气、瘀血流注肛门，痛痒皆作等症。

猪大肠一条，用川连粉装入，两头扎紧，酒煮烂，打糊为丸。

加味脏连丸

丹皮三两　泽泻三两　茯苓三两　天花粉三两　黄柏酒炒，三两　知母三两　怀山药四两　萸肉四两　油当归四两　生地八两　潞党参二两　牙皂二两　酒川连三两　槐角四两

上药捣粗末，入猪大肠，两头扎紧；再用糖米一升，将大肠盘于米中，煮熟取出，晒干，再研细末，炼蜜为丸，如梧桐子大。

铁按：本是猪肠引经，黄连消炎，加味方则增血药，自以加味为稳。

肠风槐角丸

此丸能祛风消毒，解热润脏，宽肠利气，和血定痛，专治肠风痔漏，痛痒火盛等症。

槐角八两　地榆八两　黄芪八两　油当归八两　升麻八两　生地八两　条芩八两　连翘八两　白芷四两　川连四

两　川芎四两　阿胶二两　秦艽八两　防风四两

上药共研细末，蜜丸，如桐子大。

铁按：曰升，曰消炎，曰祛风，曰补，却宜煎剂，不必丸。

治浊子午丸

治心肾俱虚，梦寐惊悸，体常自汗，烦闷短气，悲忧不乐，消渴引饮，溺下赤白，停凝浊甚，四肢无力，面黄肌瘦，耳鸣眼昏，头晕，恶风，怯寒等症。

每服五十丸，空心，浓煎萆薢汤下。

忌劳力房事。专心服饵，渴止浊清，自有奇效。

榧子二两,去壳　莲肉一两,去心　苦楮实一两　白牡蛎一两,煅　补骨脂一两,炒　琥珀一两　芡实一两　巴戟一两,去心　白茯苓一两　莲须盐蒸,一两　白龙骨一两　赤苓一两　朱砂一两五钱　杞子一两　枯矾一两　文蛤一两　肉苁蓉十八两,酒蒸烂

研膏，和丸，如梧桐子大，朱砂为衣。

铁按："惊悸、自汗"以下是心虚，"消渴"以下是肾虚，治心肾皆虚，故云"子午"。龙骨、牡蛎止汗，亦即补心之品。补肾，泻心，涩精，利溲，尚嫌分利方面太少。

治浊分清丸

治湿热下注膀胱，为淋为浊，小便赤涩，溺管作

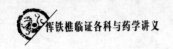

痛；或心神不交，梦泄遗精等症。此丸升清降浊，祛湿泻火，俾气化行而心神通，则淋浊自止，遗泄胥愈矣。

每服三钱，开水下。

茯苓五两　阳春砂三两　甘草梢三两　黄芩三两　怀山药四两　益智仁五两　石菖蒲五两　乌药五两　黄柏三两　红栀仁三两　萆薢五两

朱砂为衣。

铁按：消炎，利溲，涩精。

牛黄抱龙丸

小儿惊风有急、慢之分，急惊发于骤然身热、耳赤、大小便闭，属实热，宜用清凉之品；慢惊系久病、久痢之后，精神疲竭所至，属虚寒，宜用温补之药。一热一寒，势同冰炭。此丸专治急惊风，能去风化痰，镇心益精，神效异常。

每服一丸，薄荷灯心汤任下。

慢惊风忌服，病家慎之。

牛黄三钱　天竺黄一两二钱　茯苓九钱　天麻九钱　川芎九钱　胆星九钱　白附九钱　全虫九钱　蝉衣九钱　姜蚕九钱　钩尖九钱　雄黄六钱　朱砂六钱　防风一两二钱　人参六钱　珍珠四钱　琥珀八钱　大梅八分　麝香八分

炒米糊为丸，重五分。

铁按：刚痉、柔痉，及转属慢性脑症，均详《医案》。此所谓慢惊，乃疳积慢脾。

琥珀抱龙丸

小儿急惊风之症，身热面赤，牙关紧闭，痰涎壅塞，小便短赤，神识不清，此系实热之症，最为危险，投以清凉之品，则痰可化而热自松。此丸能去风化痰，清热定神，应验甚速。

每服一丸。慢惊则忌。

琥珀七钱　天竺黄一两　胆星一两　甘草一两　沉香一钱　麝香一钱　枳壳一两　腰黄五钱　怀山药一两　辰砂一两　月石一两　茯苓一两

上药共为细末，将胆星化烊，加曲糊为丸，重五分，朱衣。

铁按："慢惊"字不妥，从来界说不清，须更正。

犀角解毒丸

治小儿胞胎积热，及痘瘄余毒未清，变生疮疖；并一切口破舌痛，惊恐发搐，鹅口牙疳等症。此丸祛风清热，解毒杀虫，灵效非常。

月内婴孩，每服半丸；满月后至五六岁者，俱用一丸，灯芯煎汤下。

忌生冷、油腻、煎炒等物。

犀角一两　牛蒡子五钱　防风五钱　黄芩五钱　连翘五钱　赤芍五钱　荆芥一两　薄荷五钱　当归五钱　细生地七

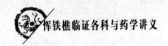

钱　甘草五钱　桔梗七钱

上药共研细末，蜜丸，重八分。

铁按：平正可用。

五福化毒丸

治小儿蕴积热毒，实热丹毒，大小便闭，痘疹后余毒，一切火盛胎毒等症。

每服一丸，开水送下。

元参二两　桔梗二两　牙硝一两　川连一两　胆草一两青黛一两　人参一两　冰片五分　朱砂三钱　赤苓二两　甘草五钱

蜜丸金衣

铁按：平正可用。

又方

犀尖四钱　甘草一两　银花一两　大黄二两　川连一两

蜜丸，重五分，朱衣。

铁按：此较胜。

九味芦荟丸

治小儿肝脾疳积，发热体瘦，腹胀口渴，大便不调，小便如泔；或耳内生疮，瘰疬结核，牙腮溃烂，目生云翳等症。是丸消疳、杀虫、化积，而清郁热，奏效如神。

每服一钱，开水下。

胡连一两　麝香一钱　雷丸一两　川连一两　青皮一两
鹤虱二两　白芙蓉一两　广木香一两　芦荟一两

水泛为丸。

铁按：挈症与方合，服量当减半。

至圣保元丹

此丹能驱风解邪，降火化痰，清心安神。专治小儿中风惊悸，盘肠搐搦，目直睛翻，头摇口噤，唇黑囊缩，腹痛气厥，口眼歪斜，二便闭塞，并治大人一切中症。

俱用开水化服，大人每服一丸，症重二丸，小儿减半。孕妇忌服。

胆星一两四钱　姜蚕二十八条　全虫二十四个　青礞石一两　天竺黄八钱　麝香二钱　冰片一钱　珍珠四钱　广皮八钱　朱砂八钱　天麻一两二钱　羌活一两　牛黄二钱　茯苓八钱　防风一两　血珀六钱　蜈蚣四条

上药共研细末，用钩尖四钱　甘草八分　薄荷一两　麻黄一两

四味熬成胶，加姜汁一碗、竹沥四两，为丸，朱砂、金箔衣，五分。

铁按：此方当有效，可用。

327